U0241632

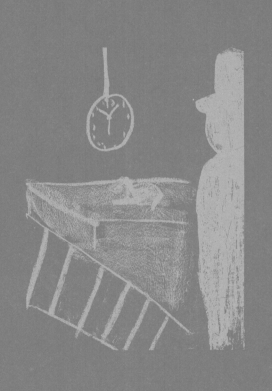

生命的间奏

长寿的智慧

[法] 帕斯卡尔·布吕克内 著

王珏 译

生活·讀書·新知 三联书店

Originally published in France as:
Une brève éternité : Philosophie de la longévité by Pascal Bruckner
© Editions Grasset & Fasquelle, 2019.
Current Chinese translation rights arranged through Divas International,
Paris 巴黎迪法国际.

图书在版编目（CIP）数据

生命的间奏：长寿的智慧／（法）帕斯卡尔·布吕克内著；
王珏译.—北京：生活·读书·新知三联书店，2022.5
（三联精选）
ISBN 978 - 7 - 108 - 06962 - 7

Ⅰ.①生…　Ⅱ.①帕…②王…　Ⅲ.①长寿－研究
Ⅳ.① R161.7

中国版本图书馆 CIP 数据核字（2022）第 037892 号

责任编辑　崔　萌
装帧设计　鲁明静
责任校对　曹秋月
责任印制　张雅丽
出版发行　**生活·讀書·新知** 三联书店
　　　　　（北京市东城区美术馆东街 22 号　100010）
网　　址　www.sdxjpc.com
经　　销　新华书店
印　　刷　三河市天润建兴印务有限公司
版　　次　2022 年 5 月北京第 1 版
　　　　　2022 年 5 月北京第 1 次印刷
开　　本　850 毫米×1168 毫米　1/32　印张 9
字　　数　162 千字
印　　数　0,001－5,000 册
定　　价　39.00 元
（印装查询：01064002715；邮购查询：01084010542）

苟活比死亡更骇人。

——贝尔托·布莱希特

致我高尚善辩的恩师弗拉基米尔·扬科列维奇。

目录
Contents

引　言　1

第一部分　生命中的"小阳春"

第一章　拒绝遁世　11

自动门　13

冷水澡　22

睿智通透还是无奈屈服？　30

第二章　欲望不消，兴趣不减　35

退休还是覆灭？　36

哲学年龄　42

该如何对待这额外的二十年人生？　45

第二部分　循环往复的生命

第三章　救助规则　57

"活着真的够了"（拉法叶特夫人）　58

平庸的高雅　63

从此刻起，重获新生　67

"重复"的两种本质　75

永远在重生　80

是"天鹅之歌"还是晨曦之光？　84

第四章　时间交错　92

像你随时可能死去一样生活　94

过去的老客厅　97

不被"祖父母"身份套牢的小技巧　100

永远的第一次　102

返老还童？　104

鬼魅般的"自我"　108

第三部分　迟来的爱

第五章　暮色朦胧中的觊觎　117

两性间的不平等与"过期人生"　122

淫欲的桎梏　132

过分的要求　139

第六章　死神阴影下的肉欲之爱与神圣之爱　146

暮年的品鉴人　149

生命中最后一段爱情的悲剧　151

贞洁、柔情与情欲　157

第四部分　实现自我还是忘却自我

第七章　不再，太迟，再来!　167

被错失的良机　168

令人扼腕的圆舞曲　177

卡伊洛斯，机会之神　183

你的未来存在的空白页　186

第八章　人生赢家，然后呢?　195

我就是我，哎……　197

自由的三副面孔　202

通往未知的门　205

成功，但并非百分之百成功　208

并非"一切皆有可能"　212

第五部分　精神不死

第九章　死亡，你的胜利在哪儿?　225

《塞甘先生的山羊》　225

永远爱时间　227

未来，死亡会成为一种运气?　233

"热爱永远不会再次出现的东西"?　235

坚持己见的殉难者　239

身体里的僵尸　243

第十章　会死的人的不朽　250

　　病痛教会我们什么？　251

　　疼痛的等级　254

　　蹩脚的安慰　260

　　大人，请刀下留人　264

　　永恒即是当下　266

结语　爱、颂扬、支持　273

后　记　279

引　言

青春至上主义已死

　　斯蒂芬·茨威格在其回忆录《昨日的世界》中曾详述 19
世纪末，在七十岁高龄的君主统治下的奥匈帝国，在国务大
臣们皆是颤颤巍巍的老者的维也纳，"青春"是如何遭人厌弃
的。在那个时代，"年轻"确是件吃亏事：人们甚至会因此而
失业。古斯塔夫·马勒年仅三十七岁便位居皇家歌剧院院长
之位，这在当时是一条极具争议性的新闻。"年轻"曾是一切
行业中披荆斩棘的桎梏。对于期望大展宏图的人来说，老成
持重是先决条件。人在翩翩少年时便要扮老：每天刮脸以便
加速胡子的生长速度，在鼻梁上架起老气的金丝眼镜，给衣
领上浆，在死板的正装里耸肩缩颈，让小小的身板撑起大大
的黑色礼服，如果可能的话，还要尽快显出发福的迹象，这
可是成熟稳重的一大标志。弱冠之年即穿着老者的礼服是成
功的必要条件。被令人汗颜的机械式教育荼毒的年轻一代必
须受到惩罚，必须让其脱离青涩的探索与试探，脱离年少的

放肆与不羁。那是庄严持重高于一切的年代，年龄是文明与修养的唯一标准。

上述情况与当代社会现状完全相反。如今，所有成年人都穷极一切办法以期焕发青春风采：衣着上践行混搭风、留长发、着牛仔裤……有些母亲甚至会模仿自己女儿的穿衣风格，试图借此隐藏彼此年龄上的差距。从前，人们参考老祖宗的生活方式生活，如今，长者反想体验子孙们的人生。当代社会中，四十岁的"后青春期"，五十岁的"任性中年"，六十岁的"性感老年"并不鲜见，甚至出现了年龄"70+"的冒险一代，他们背着双肩包，手持雪杖，佩戴头盔，作为远足的爱好者，雄赳赳气昂昂地穿过城中大路或公共花园，那姿态宛若在攀登珠穆朗玛峰或横穿喀拉哈里沙漠。驾驭滑板车风驰电掣的大妈或脚踩轮滑鞋、平衡车呼啸而过的大爷比比皆是……行为与年龄的逆向搭配令人头晕目眩，目之所及，尽是例证。代际表征的不协调每每令人忍俊不禁：故作老成的青年将自己年轻的躯体禁锢在笔挺僵直的西服中，两鬓斑白的老顽童穿着短裤当街信步闲逛。总而言之，历时性已被彻底颠覆。

当今社会中，价值标准已经被逆转：柏拉图认为智慧随着年龄的增长而累积，只有五十岁以上的成年人才能对"善"的理念进行思考。在他的理想国中，权力应该通过某种"温和的老人政权"[1]回归于少数长者手中，因为他们能够预防狂热的无政府主义，能够引领公民进入人类发展的更高阶段。他认为，权力的实施与精神控制（autorité spirituelle）相关。在斯科特·菲茨杰拉德书写《本杰明·巴顿奇事》的多个世纪前，柏拉图在《政治家篇》中就已发表过类似"秽土转生"的观点："故去的先人终会破土重生，重新过活"，他认为逝者终会变回新生的婴孩。因此，柏拉图将童年看作生命的终结，类似在一场长途旅行后又回到原点。始即是终，终即是始。

据此问题还有另一截然不同的观点：百年前，第一次世界大战期间，毫无责任感的将军们下令对整整一代人进行了惨绝人寰的屠戮，成熟被看作衰败，似乎成熟度增加一分即是离死亡更近一步。[2]这便是战争的可憎之处：它颠倒了正常规律，让白发人送黑发人。因此，"青春"与超现实主义、1968年的"五月风暴"、兰波思想的继承者一起包容、封存了所有诺言，成为人类智慧与特性的结晶。美国著名社会活动家、反战人士杰里·鲁宾年过不惑后摇身一变，成为叱咤商场的生意人，

---

[1] 米歇尔·菲利伯特（Michel Philibert），《论年龄》（L'Échelle des âges），门槛出版社，1968，第63页。

[2] 若对此观点感兴趣您可查阅我的另一部作品《无辜的意图》（La Tentation de l'innocence），在该书第一部分中我分析了西方社会中晚年生活的各种变化和对童年及心智尚未成熟时期价值的过度高估。

而在上世纪 60 年代，年轻的他会说"永远不要相信一个年过三十的人"。青春至上主义正是诞生于上述两种对立的观点，它是所有老龄化社会的通病，既垂涎孩童时期无须担责的豁免权又贪恋成年人的自主与自由，可谓是妄想独占所有利好的意识形态。但青春至上主义又是一个"成立即毁灭"的概念：那些推崇该主义的人每日每日都在丧失推崇、依附于该观点的权利，因为他们的年岁每日每日都在增长。换句话说，他们正强行将"永垂不朽"这一高贵头衔套在一个转瞬即逝的特质上，强扭的瓜怎么可能会甜。倾覆一个时代的推动者很快会变为下一个时代里的落后分子；先锋派会提前申请在不久的将来成为老顽固；呆头呆脑的年轻人老糊涂以后也会成为领取养老年金的食利者。即使是"二战"后婴儿潮时代出生的叛逆青年们也有成为耄耋老人的那一天。因此，推崇青春至上主义的社会其特点并非享乐主义独领风骚，因为从孩提时代开始，衰老与过度医疗便阴魂不散。随着时间的流逝，青春永驻的谎言只会变得越来越空洞。

对于人类来说，三十岁以前，年龄并不会带来压力。这些不到三十岁的年轻人面前的人生几乎是"永恒"的。生日对于他们来说无非是一种玩乐的形式，一些毫无冒犯之意的人生节点。之后，各种十的倍数接踵而来：三十岁、四十岁、五十岁。"衰老"始于身陷月份牌的囹圄，成为存在于过往时代中的人。年龄可以定义生命期限，同时也为其增添了一抹悲情。被归档于某一年龄段，被强行贴上与之相符的标签是极其痛苦的事。从年龄上说我确实不再年轻，但我也并不甘心承认自己已经是个糟老头儿了。人的自身感受和其实际年龄之间并不完全吻合。当这一差距越来越大时（这也是当代社会的常态），人的观念会发生改变。2018 年，一位六十九岁的荷兰公民曾因政府修改其身份信息将后者告上法庭，他的实际年龄虽已高达六十九岁，但却自认为有着四十九岁男人的灵魂，他指出正是政府的所作所为，让他在工作和感情世界中遭到了不公平对待。无论如何，现在每个人都希望能随心所欲地多活几次。年龄对人类的生活方式再无标尺性意义，因为年龄已经丧失了它成就人或压榨人的能力：它只是生命中的无数变量之一。人类早已无意忍受生日、性别、肤色或身份的束缚：男人想变成女人，反之亦然，有些人甚至不想被狭隘地定义为"男性"或"女性"中的任意一种；白人自认为是黑人，老人自认为是小孩，青少年为了买酒或去夜店会在自己的身份证件上做手脚。所谓个人信息已毫无秘密可言，如今，人类已经进入一个代际和身份均有巨大流动性的时代。人们不愿再受到庞大数字的恫吓，我们要求将拨动游标的权力掌握在自己手中。刚刚步入五六十岁的我们第一反应是拒绝这一年龄标签和蕴藏于其背后的意义。年龄可谓是一种约定俗成的程式，每个人都能自然而然地与之相适应。年龄试图将人类围困于一些特定角色和境遇，然而科技的发展与人类寿命的延长已经让这些角色和境遇变得不合时宜。正因无法忍受诸如此类枷锁的束缚，许多人期望能好好利用介于"成熟"与"年迈"之间逐渐延长的时限，突破年龄的制约，创造一种新的生活方式。我们可以将这段时光称作生命中的"小阳春"。婴儿潮时期出生的一代正是这段光阴的尝鲜者，他们正勇猛精进，踏出一条从未有人涉足的新道路。这代人重新定义了"青春"，他们认为自己也将重新定义"年迈"。心理年龄与生物学或社会学年龄之间绝对吻合的必然性早已丧失，这是为他们注射的又一剂强心针。大自然也许仍是人类的主人，但它不再妄想还能随心所欲地牵着人类的鼻子走。大自然对人类从未显露出任何温情与关怀，人类发展前行的过程始终伴随着对自然专横法则的违逆。正所谓"不破不立"，大自然始终是通过威严冷漠的方式让你我变得更加坚强。

这本看似自传独白的小书只有一个核心议题——生命的漫长。本书立足于生命的中段，即年过五十后既非年轻也不算年迈，内心仍充满无限渴望的时光。岁已至此，很多有关人生的尖锐问题接踵而至：应该尽量追求长寿还是应努力活得充实热烈？应推翻一切重新来过还是应在人生之路上略做转向？再婚怎么样？转行怎么样？如何排解生活的重压？如何扫除暮年的凄凉？如何应对生活中的大喜大悲？究竟是何种力量让我们在人生的欢愉与痛苦前时刻保持清醒？本书谨献给人生已入深秋却依旧期盼能享受一分春色的各位，献给努力推迟生命里凛冽严冬踏来的您。

第一部分

—— 生命中的"小阳春" ——

第一章　拒绝遁世

慢慢老去是目前已知通达长寿的唯一途径。

——圣伯夫[1]

自 1945 年以来，人类社会中出现了哪些改变？最本质的变化：生命不再短暂易逝。若借用莫泊桑的比喻，生命不再"如飞驰的列车"一般呼啸而过了。更确切地说，由于生命始终在烦忧的重压和突发事件的闪现中反复横跳，因此它变得既过于短暂又过于漫长：既可"诸事不顺，度日如年"，也可"佳期如梦，似水流年"。事实上，一个世纪以来，人类的寿命一直在延长，在相对富庶的国家中，人类寿命甚至增加了二十到三十年。每个人依据自己的命数都拿到了一张时效因人而异（受性别、社会地位等因素的影响）的继续生存"许可证"。米歇尔·福柯将医学称作"被人类有限性武装的形式"。医学的

---

[1] 查尔斯·奥古斯汀·圣伯夫（Charles A. Sainte-Beuve，1804—1869），法国文学评论家。——译者注

11

进步让当代人相较祖先得以多见一辈子孙。这是一个巨大的进步，因为渴望"尽兴而活"实则对应着推迟进入衰老。要知道，在两百年以前，三十多岁就可算步入老年了[1]。1800年时，人类寿命仅有三十至三十五岁，1900年这个数字已增长到四十五至五十岁。之后每年人类都可将自己的寿命延长三个月。也就是说，今天出生的小姑娘里有一半可以活过一百岁。"长寿"不只与行将就木的老人有关，它对每个人的影响从孩提时代便已经开始，并且会影响各年龄段的人。比如如今的"千禧一代"，他们十八岁时就已经意识到自己的寿命很可能会持续一个世纪，这将影响他们对学习、事业、家庭和爱情的看法：路漫漫其修远兮，有的是时间徘徊、流浪，有的是机会犯错再重来。既然余生漫长，为什么要在二十岁的时候"英年早婚"甚至早育，为什么要早早结束求学之路呢？多的是时间去学习更多的知识，体验更多的行业，甚至经历更多段婚姻。大

---

[1] 在《争鸣》（*Le Débat*）杂志第 82 期（1994 年 5 月）中，帕特里斯·布尔德莱称 1750 年时只有 7% ～ 8% 的法国人可以庆祝自己的六十大寿，到 1985 年，成年人口中有 82% 的人有幸活到六十岁，女性群体中，该比例高达 92%。如今，一位六十岁的老人有儿子、孙子自不用说，甚至双亲健在也并不稀奇，他的旁系亲属可能也枝繁叶茂。在当代社会中，四世同堂并不罕见，在女性群体中更是如此。18 世纪时，无法扛枪上战场——即六十岁——便意味着进入老年。虽然人类寿命超过一百一十岁的情况仍不多见，但如今确实有越来越多的人活过了这个数字。在法国，百岁老人的人口以每年 7% 的速度增加。

家对于完成社会职责的最终期限都心知肚明，只是都心照不宣地选择巧妙规避。此时，人类发扬了一项崇高的美德——对自己踟蹰不决的宽容，同时也在面临一个挑战——面对选择的恐慌。

自动门

五十岁，人生从此时起开始显得短暂。人类在这个年岁开始经历一种介于两种状态间的"悬而未决"。五十岁之前的时间是有方向性的，它一直朝着人生的终了——精神的至臻之地、万事皆休的圆满状态——前进。而进入五十岁后，在两段时期之间，出现了一个史无前例的插入性时刻。所以，五十岁到底是什么？它好似一段缓刑期，让人生变得开放，犹如一扇自动门。年过五十，人生中出现了一些可影响一切的质变：收入的提升、夫妻问题、社保投入、独立生活的巨大开销等。在"壮年"和"老年"之间，又出现了一个新的年龄概念，该概念指向的人口群体健康状况良好，且通常比其他年龄层享有更多资源。在拉丁语中该年龄层被称为"seniors"[1]（"中老年"）。

〔1〕　古罗马人将男性区分为"infans"——零至六岁的孩童、"adulescens"——十七至二十九岁的青年、"juvenis"——三十至四十五岁的壮年、"senior"——四十六至五十九岁的中老年、"senex"——六十（转下页）

进入中老年阶段，大部分人已经将子女抚养成人，因此可以说已经完成了应尽的夫妻义务，故而很多人在此时离婚甚至再婚。该现象不只局限于西方社会，在亚洲、非洲、拉丁美洲，无论其物质条件如何，许多国家都出现了人口出生率下降和老龄化的问题[1]。全球各地的政府都在考虑让中老年重回工作岗位，为此将退休年龄推迟到六十五至七十岁已被提上议程。高龄如今不再是少数人才能有幸抽中的"大乐透"，它已经成为绝大多数人面临的板上钉钉的未来，当然，死亡率持续攀升

（接上页）至七十九岁的老年及"aetate provectus"——八十岁以上的高龄老人。"aetate provectus"的字面意思为按存活年限排名第一的人。拉丁语中的"时间"有两种说法：tempus 和 aetas。后者的词源为 aevum（生命、寿命），因此，aetas 用来特指在一生中已经度过的时光。与之对应的希腊语单词为 aïon，直译为脊髓，脊髓被认为是生命的中枢。

[1] 到 2040 年，日本六十五岁以上的老人占总人口数的比率将超过 40%。如今，日本的百岁老人多达 65000 人。在中国，独生子女政策的实施不足以保证社会中的代际更新与平衡，如今超过八十岁的公民多达 2.26 亿。出生率断崖式的下降很可能会威胁国家的发展，根据官方说法，中国人口很可能会在致富之前先衰老。在印度，六十岁以上的人口数为 8700 万，其中有一半的老人没有收入，生活在贫困之中。到 2060 年，法国将拥有 20 万百岁老人。从 2014 年起，法国男性的预期寿命为 79.4 岁，女性为 85.3 岁。两性间预期寿命的差异几乎出现在所有发达国家中，但专家对此无法给出确切的解释。无论如何，法国的人口预期寿命在全球范围内都是名列前茅的。详情参见让 - 埃尔韦·洛伦西、弗朗索瓦 - 格扎维埃·阿尔布伊和阿兰·威尔默撰写的《浮士德的错误——论老龄化社会》（L'Erreur de Faust. Essai sur la société du vieillissement），笛卡尔公司出版社，2019。

的美国白人工人阶层除外[1]。到2050年，全球老龄化人口预计将为四岁以下婴幼儿人口的两倍。换句话说，"暮年"或"年迈"涵盖的年龄范围越来越大，但最符合这一概念的，还应是无限接近死亡的那段人生。因此，年龄段划分的精细化势在必行。

余生短暂也许会促使生活变得更加浓艳热烈，这是很多人热烈地盼望充分享受余生，使之极尽精彩的原因。他们渴望弥补曾经的遗憾，渴望延长已经体味过的生命的美好。这也是倒数计时的好处：它让我们更加珍视飞驰而过的时光。五十岁以后的人生应该被贪婪、迫切地利用，应被无穷无尽的欲念与渴望填满[2]。毕竟不知哪天我们便会在一场重疾或一次事故中殒命。勒内·笛卡尔曾说："基于我现在的人生状态推算，经年之后它也势必精彩。"[3]纵使医学已取得飞跃式进步，但今日与

---

[1] 根据诺贝尔经济学奖获得者安格斯·迪顿的说法，阿巴拉契亚山脉居民的预期寿命比孟加拉国还低。他将前者的高死亡率归因于对社会的失望、肥胖及鸦片的影响。鸦片在当地很多非法药剂研究所被当作镇痛剂大量售卖，由此引发很多因过量使用该毒品而产生的幻觉现象。英国的白人工人阶级死亡率也居高不下。因此，法国出现的"黄马甲运动"是否也源于同一问题应被关注。要知道，在法国，排名全国前5%的富裕人口与排名后5%的贫困人口的预期寿命的差距高达十三年。

[2] 若对此话题感兴趣，您可阅读克里斯蒂娜·若尔迪斯极具文学性又不失个人风格的大作《人生之秋——无惧增岁，放肆而活》，阿尔班·米歇尔出版社，2017。

[3] 乔治·普莱，《人类时间研究》，第一卷，袖珍图书公司，1989，第73页。

17世纪也并无本质上的不同，明日的吉凶祸福今日依旧不可知。"长寿"不过是基于统计学计算得出的结果，而并非命运与每个个体签订的保证书。好比立足于山脊之上的人，落入眼中的既有峰峦也有险谷。

值得注意的是，语法概念中的"将来"与人生道路上的"未来"不可被混作一谈。"将来"是被迫忍受，"未来"是主动创造；"将来"源于混沌消极，而"未来"源于人类的自主行为，它绝非偶发事件，而是人们诚心追逐、热烈盼望的明天。明天降温下雨（"将来"），但无论如何，我心已决，我将启程远行（"未来"）。海德格尔将关于自身的"存在"与反映过去的"存在者"加以区分[1]。长寿不难，但时至晚年，我们是否依旧"存在"呢？维克多·雨果曾说过："人生最沉重的负担是只能生存而无法存在。"[2]到底应如何利用这意外得来的二三十年的额外生命？"50+"的我们，就好像一群等待被遣散但马上又会因其他战争而被招入伍的士兵。人生的主体部分已然上演，进行总结的时刻似乎也已近在眼前，然而一切都没有要停止的意思。有些人其实对长寿充满畏惧，他们觉得在冗长的生命之路的尽头应是终于得以休憩的"应许之地"，在那

---

〔1〕 海德格尔，《形而上学是什么》，问题1、2，伽利玛出版社，1938，第34—35页。

〔2〕 维克多·雨果，《惩罚集》，阿歇特出版公司，1932，第337页。

儿他们可以卸下所有重负彻底放松。对这些人来说，暮年算是一个善意的谎言吧。作为生命中的"小阳春"，这段时光被史无前例地拉长，彻底放松的期许渐渐化为泡影。他们以为马上得以进入"应许之地"尽享安宁，却不得不在人世间继续坚守不知多少个春秋。

这段"缓刑期"真可谓让人欢喜让人忧。从本质上说，它是极尽虚空的，我们应努力将这段额外的时光填满。"我的进步在于我发现自己已无法再进步了。"[1]萨特于1964年在《文字生涯》中如是写道。当时他五十九岁，在书中毫无保留地承认了自己对"登山者充满青春气息的狂热"的怀恋。半个世纪后的我们亦是如此吗？余生渐短，机遇变得罕见，但仍有可能偶遇美好、惊喜甚至令人神魂颠倒的爱情。时间不再是置你我于死地的杀手，它作为同盟，与我们并肩前行，承载着你我的忧虑与欢愉，（借用勒内·夏尔的比喻，可谓）"半是果园，半是沙漠"。生命时限逐渐被拉长好似那些白日渐长的夏日傍晚，空气芬芳、菜肴味美、友人情浓，谁不期待这种曼妙时刻的延续，谁又舍得在此佳期面前让睡意肆意萌生。

长寿并非简单的年岁叠加，它彻底改变了你我与生命的

---

[1] 让－保罗·萨特，《文字生涯》（*Les Mots*），伽利玛出版社（口袋书版）（Folio Gallimard），1964，第201—202页。

关系。首先，长寿使得各种经历不同、回忆不同在地球上历时存在的人共存。一位历经了两次世界大战、冷战、柏林墙倒塌的世纪老人和一个诞生于网络时代、高科技时代的婴孩能有什么共同点？曾经的我和现在的我又有何相似之处？不过是都使用一张身份证罢了。时间线上的各个节点毫无逻辑地相互碰撞，生活经历的不同使前后辈间使用的语言都不甚相同，交流问题日益凸显。长寿打破了很多所谓"不可共存"的概念：如今，一个人可以身兼多重身份——父亲、祖父、曾祖父；一位长者也可以是某项运动的达人；一位普通母亲甚至可以是她女儿、女婿的代孕妈妈。当代社会中，代代人都是玛士撒拉[1]，而且是异常活跃的玛士撒拉：一位男士在七十五岁高龄时仍可诞育后代，同年，他的长子完全有可能为他添一个孙子[2]。如此一来，伯父或姑母比侄辈小四十岁并非奇闻，幼子与长子有半世纪的年龄差也绝非天方夜谭。科学使时间线上的节点对调成为可能，家族繁衍的支脉从整齐的线性传递变成像通信基站的电缆般错综盘桓的杂乱发展，家族谱系的层级关系被彻底打乱，变成一个缺乏参照物的巨大旋涡。将来某天，若百岁老人成了社会人口构成的主体，他们定会将那些七八十岁的老人看

---

〔1〕 玛士撒拉（Methuselah），天主教称为默突舍拉，是希伯来语《圣经》中最长寿的老人，据《创世记》，他寿长969年。——译者注

〔2〕 例子选自前文提及的米歇尔·菲利伯特的《论年龄》，第174页。

作没教养的孩子，然后大声训斥道：哎，这些小年轻儿可真没规矩啊！

"缓刑"即"暂"不执行最终判决，其中蕴含的巨大不确定性无须赘言。生命不再是从出生指向死亡的箭头，而是一段"旋律性绵延"（伯格森），一块时间性相互叠加而成的千层饼。无须对岁月停滞望眼欲穿〔拉马丁[1]曾经苦苦哀求："时光啊，请收起你飞翔的翅膀。"阿兰[2]却反驳说："（您想）让它停多久呢？"〕，此时此刻，我们正在享受这份天赐之礼。面对这段增补而来的生命，好比为丧事提前哀悼，又如在临死前通过三药疗法治疗拯救的艾滋病人。总之，刽子手的铡刀迟迟不落。人生的推进与侦探小说的情节发展正好相反：结局人人心知肚明，谁是凶手也毫无悬念，但每个人都在绞尽脑汁保护其身份不被暴露。当他行事稍有破绽时，我们甚至会苦苦哀求：请你藏好，还得等好多年才能揭露真相呢。书中的最后一章即便是总结概括，也不妨碍其和前序章节一样引人入胜。

青春的珍贵之处在于它的不确定性，谁也无法预知将来

---

〔1〕 阿尔封斯·德·拉马丁（Alphonse Marie Louis de Lamartine，1790—1869），
　　　法国 19 世纪浪漫派抒情诗人，作家，政治家。——译者注
〔2〕 阿兰（Alain），真名为埃米尔－奥古斯特·沙尔捷（Emile Auguste
　　　Chartier，1868—1951），"阿兰"为其笔名，法国哲学家，记者、和平主
　　　义者。——译者注

会发生什么；生命中的"小阳春"的优势则类似考试时"答案在手，万事无忧"。这个年岁既可以是"天恩赐福"也可以是"万劫不复"。五十岁以后，"无忧无虑"算是一去不复返了。每个人或多或少都变成了他曾经期待自己成为的样子。从此时开始，我们好像可以自由选择是想永恒地留存于即时的"存在"中还是重塑自我[1]。阅历的不断累积将千差万别的要素一股脑儿糅进一个人的生命，并像粒子加速器一样促使其在之后的人生中渐渐发酵。前所未有的"暮年青春期"、黄昏恋等现象已经揭示：暮年的主题并非选择人生，而是使之不朽、使之转向、使之丰富充实。到底应如何利用这段光阴呢？借用盎格鲁－撒克逊人的话："每一天都是余生中的第一天。"万事万物缘起于一，因此"余生的第一天"给人一种由缓至急的感觉：初看时光尚早，之后越过越紧张。时间就像柏拉图口中的爱情一样，是"匮乏"与"丰盈"的共同产物。它代表必然的成熟、无尽的期许，它必会孕育、开花结果，然而也有衰败、残破、油尽灯枯的那一日。随着年岁的增加，人们理应变得"锚

---

〔1〕 关于这种针对人生阶段的重新定义，可阅读前文中已经引用过的米歇尔·菲利伯特的著作。同时可阅读 2004、2005 年第 132 期《争鸣》杂志中马塞尔·格歇（Marcel Gauchet）的文章及埃里克·德沙瓦纳（Éric Deschavanne）和皮埃尔－亨利·达瓦佑（Pierre-Henri Tavoillot）的大作《年龄的哲学》（*Philosophie des âges de la vie*），格拉塞出版社，2007。

铢必较"：万物皆有数，每过一日留给我们的选择便少一分，因此，我们必须拥有十足的辨识力。

　　然而，在五十多岁时迟来的"青春期"却并非理智选择的结果。克洛德·罗阿[1]曾将其解释为"生命之诗迟迟不愿曲终的拖延方式"。不愿让一生盖棺定论，想让它像一扇半开的窗一样留白是非常合乎情理的。这扇窗应由他人来关，这首诗应由他人来画上句点。他人也可对我们的命运评头论足。克尔凯郭尔在其著作中曾经将人生分为三个阶段：感性阶段，即追求直接性的阶段；理性阶段，即满足道德要求的阶段；宗教阶段，即追求宗教大能的阶段。[2]该观点确实振奋人心，但谁能像构建一篇逻辑清晰、结构分明的学术论文一样为自己的人生划分段落呢？生命本身应像论文的简介，直至终了，也不会有什么层次递进。我们进入时光洪流的一瞬其实也是被它驱逐的瞬间，因为我们始终只能立足于那个被称作"此时此刻"的位置。对于时间的长河来说，我们不过是一群无家可归的可怜人罢了。

---

〔1〕　克洛德·罗阿（Claude Roy，1915—1997），法国著名汉学家、诗人、小说家、评论家。——译者注

〔2〕　索伦·克尔凯郭尔（Sören Kierkegaard），《生命的阶段》，1845，伽利玛出版社，Tel丛书，1979。

冷水澡

科学与技术将人类寿命延长——这个彻头彻尾的悖论仍在世上广泛流传。科技延长的并非生命，而是衰老过程。真正的奇迹难道不应该是让我们在跨过冥河之前始终保持三四十岁时的外表与状态，精神饱满、活力四射吗？难道不是让我们在死亡之前一直活在我们自己选择的年岁中吗？即使科技正在努力激活人类的长寿密码，企图通过一系列针对细胞及线粒体的治疗、介入和研究让人类长生不老[1]，但现在就谈永葆青春还为时尚早。这段被延长的人生实则是一份糖衣炮弹：人类存活年限确实变长了，但却终日与疾病相伴，健康状态下的寿命长度其实并未发生巨大改变[2]。医学成了一台制造身体和智力残缺

---

[1] 见若埃尔·德·罗斯内（Joël de Rosnay）为洛伦·施瓦兹（Laurent Schwartz）的著作《疾病的尽头？革命性疗法》（*Vers la fin des maladies? Une approche révolutionnaire de la médecine*）所做的前言，解放的关系出版社（Les Liens qui Libèrent），2019。在这篇文章中，若埃尔·德·罗斯内认为施瓦兹博士化繁为简，将很多疾病归成大类对其进行综合治疗。若此思想真能付诸实现，将是未来个性化医疗、预测性医疗和主动参与性医疗发展的巨大进步。

[2] 在生物学家让－弗朗索瓦·布维（Jean-François Bouvet）看来，人类寿命确实被延长了，但人类受疾病折磨的生存年限也在加长。为了让人类寿命继续增加，需要在抗击癌症和神经变性疾病方面做出更大努力。然而，来自罗马大学的伊莉莎贝塔·巴尔比的研究表明（见 2018 年 6 月 29 日出版的《科学》[*Science*] 杂志），若假定一位老人在一百岁这一年去世的可能性为 50%，一百零五岁后这个百分比会下降。这一消息（转下页）

的机器[1]。它赐给我们的不过是二十年的垃圾时间！这绝非任何人的心之所向。人们更期待自己在演化过程中曾经拥有的最心怡的面容永驻，或者挥几下手术刀能重新获得也可以。增寿只有在身心都还健康的前提下才不算坏事。

对于衰老的恐惧随着年岁的增长和衰老过程持续时间的延长而增加。这种恐惧甚至从青少年时期就已经开始。二十岁的年轻姑娘，在生命绽放的初期就开始冻卵、进行医美手术、隆鼻、丰唇、隆胸、丰臀等整形手术了。外科手术对这一代年轻人来说好似一个不可或缺的配饰，他们甚至心甘情愿地成为顶着千篇一律的"网红脸"的一员。受之父母的外貌与期待不一致，而期待中的外貌又总比整形后得来的容颜完美一点。皮肤不够紧致，就再接受几次注射，再埋几次线。总之，胸部要足够挺，脸部线条要足够明了。追上潮流的紧张感从告别童年的那一刻起就已根深蒂固。皮肤刚刚显露松弛的迹象，去皱手术就立马被提上日程……如此多的缺陷都已被修正，缺陷无法被立刻去除反而显得不正常。世间再无所谓终其一生的不幸甚至可以被看作当今社会的另一种不幸了。医学的进步几乎可以消

（接上页）确实令人振奋，但还是那句话，要等其成为现实，要让每个人都能成为这样的幸运儿……

[1] 引自神经生物学家安妮－洛儿·博赫（Anne-Laure Boch），《争鸣》杂志，2013 年第 174 期。

除一切缺陷与痛苦，人类因此而被它迷得神魂颠倒。

1992 年就曾出现过一本主题为"再见吧，衰老！"的杂志[1]。真不可思议。在那个年代，衰老就只是一个时间问题了，如果我们真能做到推迟衰老，甚至将生物钟倒转，那么人类的终极敌人——死亡应该也很快会被我们打倒在地吧。为此，首先要做的是战胜"生命"，因为它终有一天会停止，它是一种会夺人性命的恶疾。此时，我们内心泛起两种对立的情感：面对衰老的巨大恐惧和面对奇迹诞生的巨大希冀。这个奇迹便是我们与疾病、死亡看似无稽但必然会进行的了断。近些年科学领域的飞速发展便是这个奇迹的根基。我们天真地期盼着终有一日可免受疾病与死亡的折磨。我们正穷极一切手段期望能找到解开人类长寿之谜的钥匙，比如，最近大火的表观遗传学研究或者对超百岁老人的 DNA 进行测序等。[2]

超人类主义是人类对抗死亡的所有尝试里最鲜明的代表。到底是"命由天定"还是"我命由我不由天"，问题的答案变

---

[1] 1992 年 11 月 14 日出版的《费加罗杂志》（Figaro Magazine）。

[2] 在法国，让－多塞基金会（fondation Jean-Dausset）主持了一个名为"时间之神克罗诺斯"的研究项目，从上世纪 90 年代起，研究人员开始提取九十多岁高龄的瑞雅娜·卡尔芒（Jeanne Calment）女士的血液，该项目已经收集到这位女士（2018 年，俄罗斯研究人员对瑞雅娜的长寿纪录提出质疑）九十到超百岁后的血液样本。若想对表观遗传学进行深入了解详见若埃尔·德·罗斯内的著作《生者交响曲》（La Symphonie du vivant），LLL 出版社，2018。

得越来越模糊：一方面人类确实可以修复某些生理上的缺陷，让自己的寿命延长；另一方面，生命的有限性与死亡的确定性也是无法悖逆的真理。死亡甚至不再被当作生命的正常终结，而是医疗上亟待修正的巨大失败。科学研究的精进与腾飞定会助人类获得永生，到那一天，我们会因"死亡"而大为光火。我们这代人都是死亡这一"意外事故"的受害者，这个时代欠我们一服解药。现代化让人类对"成为生命的主人"信心满满，甚至让我们对终会完成凌驾于大自然支配之上的"二次造物"信心满满。如今，没人把这些豪情壮志当作痴心妄想，反倒是其实现过程中的艰辛与坎坷让人略感意外。"理想与现实的差距变得无法令人忍受"（马克思），这一现实只会催生两种结果：革命性的行动或毫无用处的抱怨与指责。

一旦长寿成为绝对标准，衰老、机能减退及无法自理便会变为人类文明排斥的现象。虽然残忍，但目前的事实是人类仍在持续衰老、走向死亡。超人类主义者们试图借助基因工程和人工智能改造生命，这些充满幻想的期待宛若善意的投机活动或用数字语言编写的《浮士德》。我们应该批判他们的壮志豪言，并非因为其中蕴含的普罗米修斯精神，而是因为它们未将后者发挥到极致。如此壮志正是共产主义璀璨未来在科技领域的接班人，它们拥有同样的慰藉和梦想——对自己和对世界的全知全能。对于超人类主义者来说，应摆脱身体这一"过时的甲壳"（大卫·勒布雷东[1]）并赋予其新的科技性起源。[2]从前我们是百年之后便会化作泥土的脆弱肉身，如今我们正在变成充满科技感的"赛博人"和"硅胶人"。两种矛盾的思想状态盘根错节地根植于你我心中：一种较为传统，为每个年龄阶段对应一种活法，另一种则更现代，试图冲破宿命论思想，试图逆天改命，全面优化人类的能力。这些改造人类、强化人类的新尝试既调动了人们的仰慕之情又刺激了所有人的怀疑精神。在超人类主义、生物技术的挑逗下生出的仇恨和希望一样多。既然这些技术引领了相关研究的深入发展，为何首先要对其限制禁止而非广泛推广呢[3]（吕克·费希[4]）？据推测，到本世纪中叶，依靠对细胞衰老的研究，人类寿命预计可达一百五十岁。这是好事啊。你我可能无缘见到这番盛景，但不妨碍我们祝后辈们好运。

科学家向我们许诺将来人类可得永生，多愁善感的人因此

---

〔1〕 大卫·勒布雷东（David Le Breton，1953—）法国人类学家、社会学家，斯特拉斯堡大学教授。——译者注

〔2〕 大卫·勒布雷东，《告别身体》（*L'Adieu au corps*），安妮-玛丽·梅塔耶出版社，2013，第13页。

〔3〕 若想了解技性科学和"优步化"的新发展，详见吕克·费希（Luc Ferry）的著作《超人类革命》（*La Révolution transhumaniste*），普隆出版社，2016。

〔4〕 吕克·费希（1951—），法国当代著名哲学家，法国教育部前部长（2002—2004），担任多家知名杂志主笔，法国电视三台哲学节目《哲学种子》主持人。——译者注

而为"死亡之死"惋惜落泪。这样看来，除了雄心壮志与科研的阶段性成果，也不是毫无遗憾。目前，我们还未能彻底消灭自己避无可避的结局——死亡，只是暂时将其推迟延后：要知道，在德国和日本，老人尿不湿的销量远高于婴儿尿不湿！衰老已经够不幸的了，不要再无理地忽视衰老带来的消极情绪或禁止这些情绪发作了！人类的能力说大可大，说小可小，我们应做的只是推迟衰老的影响、抑制衰老带来的损失：这样做是在捍卫我们自己的自由。对于老年人群体来说，年龄越大越容易受到抑郁的影响。不应将改善老年人生存状态的全部希望都押在科技的进步上，也应着眼于整个社会思想状态的转变。

　　无论如何，身体不会骗人，它是掌控全场的关键。身体知会我们："未来确实可期，但决定权在我。如果你不听我的，你会为此付出沉重的代价。"医学研究已经明确显示，从四十五岁起，就有个枪口抵住了人类的太阳穴，扳机随时可能被扣动。此时，应该对"身体"的概念加以区分：一个出生起就时刻发展变化的"身体"vs一定年岁之后时刻被保养呵护的"身体"，后者更加脆弱，时刻需要修复，像一辆已经发生故障的高级却年久的马车，在下次事故到来之前，人们须一直调试、维护它。生命总会走入疾病接踵而至的阶段，所谓健康不过是从一场病到另一场病的间隙。命数至此，应对疾病的治疗与康复过程比其他时间更漫长。但这至少避免了一种重大疾病就让人殒命的局面，风险确实被分散了。

告诫自己

从小，"安分守己"的劝告便一直回荡在耳畔。不要招摇，不要不知好歹。用一句 1640 年就存在的法国谚语说："不要撅着屁股朝天上放屁。"父母、家世、学缘等因素为每个人在社会中划定了自己的位置。想冲破这个范围，达到另一种财富或功绩的高度很有可能会忘本。冲破范围的人要倒霉了！地位低下、生活贫困的人不应打肿脸充胖子，不应抱有任何非分的妄想。不论我们生而为女人、犹太人抑或是黑人，总有一天我们都会老去（帕斯卡尔·尚弗特）。而这一宿命一旦成为现实，我们就都会成为被"拍死在沙滩上的前浪"。

但"活着"通常意味着不可安分守己。你我生命的重心其实在我们的掌控之外，在命运认为你我永远无法企及的地方。每个人的能力都是无限的。想要人生过得平稳安详的人定能如愿，尤其在六十岁以后，他们完全可以清心寡欲地宅在家里，"享受"早衰带来的"快感"。有些人命途刚刚过半就甘心活力锐减。这世界上存在两种人——内敛的人和外向张扬的人。前者的数量随着时间的流逝与日俱增。对于后者来说，再次尽兴生活，进行一次环球旅行既会让他们失望也会让他们充满热情。

因此，反驳的声音出现：应该允许人们觊觎与自身情况不符的事。一条老少咸宜的真理是：如果没有那些将我们的人生抬升到另一高度，让我们充分调动自己想象力的借口，我们永远无法忍受这漫长的人生。我们会用写实但诗意的外表粉饰自己最微小的行为和计划。对旅行和幻想的追求都是青春期时就已经开始并将伴随我们一生的"疾病"。直至生命的尽头，我们都幻想着自己的一生可以充满传奇瑰丽的色彩。"收获过剩物比获得必需品带来的精神快感强烈。人类并非需求的创造物，而是欲望的创造物。"[1]（加斯东·巴什拉[2]）

---

〔1〕　加斯东·巴什拉，《火的精神分析》（*La Psychanalyse du feu*），伽利玛出版社（口袋书版），1992，第39页。

〔2〕　加斯东·巴什拉（Gaston Bachelard, 1884—1962），法国哲学家，科学家，诗人。——译者注

睿智通透还是无奈屈服？

当时限缩短时，应建立一种临时性道德。三个世纪以前，欧洲人的一生也不过寥寥三十年。当今社会中五十多岁的人和文艺复兴时期的新生儿一样：他们人生的余额都还有三十年左右的光阴。换句话说，这些五十岁左右的人可以预测到再过大约三十年，其寿数将尽。意识到自己的生命有限势必会激发对生命的渴望。年龄渐渐褪去其"终审判决"的外衣，它不再是规定人类价值的明确界限，因为人类即使到行将就木的最后瞬间也有能力改变自己的命运。歌德曾说："衰老即逐渐从现形中退却。"当今社会中，"50+"的人不甘心坐在替补席的冷板凳上，他们渴望继续坚守在"现形"中，这是一个非常棒的现象。尽管这一年龄层的人口占总人口的30%，但还是存在一些针对他们的歧视，他们希望与这些歧视做斗争，坚持不懈，持续抗争以便继续活跃在高光之下，而不是成为"被无视的人"，在灰暗的角落里生灰发霉。

年龄渐长意味着人们进入一个各种问题终于得到解答的人生阶段。长者理应睿智又通透。然而，问题永远比答案多。丰富精彩的一生应如同一个异常高深的问题，答案的揭晓永远被推迟到下一秒。在西非某些没有文字，依靠口述传承文化的原始村落中，接受奥义或能与逝者交流被认为是天赋异禀。"一位老人的离世就是一座图书馆的覆灭。"1960 年马里作家阿玛度·昂巴泰·巴[1]如是说道。但一张磨损严重的光盘突然停止播放是再正常不过的事了。从传统意义上讲，"衰老"和"迅捷"肯定是相互对立的概念：衰老好比一位老人拖着迟缓的步履前行，在其行进过程中它要充分深思和权衡。但在暮年，"逝者如斯夫"的白驹过隙之感也异常明显，日子好像是纸牌搭的城堡顷刻之间劈头盖脸地跌落。余生需要以半年为单位精打细算地过，有时甚至要以月、以星期为单位。高龄的岁月就是这样矛盾吧：它仿佛一个减速的加速过程。

是啊，暮年本就是矛盾的：既有在众人的敬仰中经历生命之光渐渐暗淡的柔情又有身陷风烛残年无力脱身的悲凉之感。在这个年岁，人们不断在颂词与诽谤、敬仰与嫌恶间游离。再加上如今长寿应归功于医学的进步[2]而非人类自身的功绩。曾经，高寿难得，甚至散发着"奇迹"的光辉，而如今它已"飞入寻常百姓家"。"老年人"是个并无明确定义的概念，长者无法界定自己的身份，无法为人生阶段进行准确定义。弗拉基米

〔1〕 阿玛度·昂巴泰·巴（Amadou Hampâté Bâ，1900—1991），马里作家、人种学家、历史学家、外交官，致力于民族语言的保护。——译者注
〔2〕 米歇尔·菲利伯特，《论年龄》，出版信息见前，第 199 页。

尔·扬科列维奇^[1]曾说："切勿错过人生中美好的六月天。"^[2]可是，9月、10月、12月虽不似6月艳阳高照却也可明艳动人啊！

曾经，暮年是安详平静的代名词。祖辈在孙辈面前总是和蔼安详，永远满怀最大的包容与善意。在人生的最后阶段，最重要的人、事、物终于从各种纷繁复杂中逐渐分明：躯体被岁月脱水变得日渐干瘪，崇高的精神和耀眼的灵魂得以显现。风烛残年之际，生命好似在壮烈的岁月之火中顽强地坚守，可唤醒所有人的爱戴与尊重。然而，对暮年的解读不知从何时起发生了改变：曾在火中坚守的生命既可以被认为是活跃主动、自强不息的，也可被看作身负重压、苟延残喘的，如同一个人人避之不及的幽灵。请想想那些长久缠绵于病榻，时刻受死亡威胁的老人。这样的生命活力全无，精气尽失，生命每一日的坚守就如同一场与骨化形销的卓绝斗争。^[3]

---

〔1〕 弗拉基米尔·扬科列维奇（Vladimir Jankélévitch，1903—1985），法国当代著名哲学家、音乐理论家。——译者注

〔2〕《严格》（L'Anstérité），第38页，引自吕西安·热法尼翁（Lucien Jerphagnon）《认识你自己……做你喜欢做的事》（Connais-toi toi-même... et fais ce que tu aimes），阿尔班·米歇尔出版社，2012，第296页。

〔3〕 一些法学家建议设立"高龄保护体系"，以便保护各方面能力衰退的人免受欺骗，认定其财产或自理性的易损性。该措施对于改善弱势群体的心理或身体健康状况来说也许也会适用。迪迪埃·盖韦尔，私法教授，见《达洛兹汇编》（Recueil Dalloz）2018年6月，第22期，达洛兹出版社。

　　关于暮年还有另外一种刻板印象：人们认为高龄阶段理应渐渐放弃人间享乐，全身心投入自省、沉思与研究中，口中默念神谕般不可辩驳的箴言，为驾鹤西去做好万全的准备。然而，这份几近"四大皆空"的豁达舍弃并不符合至少一部分当代人的心意。事实上，幸福晚年的秘诀可能就蕴藏于上述刻板印象的对立面中：坚持经营培养各种爱好、开发自身潜力，不放过任何享乐机会，不丧失一丝一毫的好奇心，直面挑战，直至生命的最后一刻去爱、去工作、去旅行，拥抱世界、拥抱他人。总而言之，能力未减，精力未消。

　　为此，要勇于拒绝。首先，要对遁世的要求说"不"。对认为随着年龄增加就要逐渐拒绝很多欲望的观点说"不"。虽然衰老终有一天会战胜我们，剥夺我们对自己身体和人生的控制权，但对于衰老的理解应被重建。那些要求人们到一定年龄就要让贤退位的命令应被废止：经年积累的智慧并非停止工作的代名词。必须拼尽全力拒绝生活变得贫瘠寡淡，拒绝被弃置在那些虽然名字听起来诱人无比但实则是一些堆满医疗器具，让人等死的疗养院里。从前，人们在生活的丛林中盲目地探索，并无模板可遵循：18 世纪出现的具有教育意义的小说帮助人们在旧制度崩溃的威胁越来越严重的时日里，在生活的密林中找到方向，帮助人们由特殊到一般总结规律。如今我们也是在毫无指引的情况下进入人生的深秋阶段，这一阶段直至 20

世纪中叶都不曾存在。也许此时我们需要一些会"教坏"人的小说，帮我们戒掉已经习得的行为，让我们不再受流传千年的废话空话的荼毒。人当然可以平静地老去，但这份平静、安详不应变成逆来顺受。因此我们在两种处世哲学中摇摆不定：对无法避免的事情无可奈何地接受及对无限可能的欣然默许。弗洛伊德曾为我们明示：时间不会在无意识中流逝[1]，是人定义了时间，是户口本给我们分配了一个出生年月日。年龄是基于生物事实指定的社会公约，但公约总有被改写的可能性。诚然，我们最后势必被岁月打败，但重要的是，直到生命的尽头都不能认输！

---

[1] 见尚－柏腾·彭大历斯（J-B Pontalis），《时间不会流逝》，伽利玛出版社（口袋书版），1997。

第二章　欲望不消，兴趣不减

> 我的晚年让我激动不已。除了照镜子和刮胡子时，我从未觉得自己老了。
>
> ——基思·理查兹[1]

所有人到了一定年岁后便会生出一种篡权夺位之感，这感觉就好像偷食了后代的面包。人类的先祖通过努力为我们提供了无与伦比的舒适与安逸，我们好像在背着子孙偷偷摸摸地享受这份安逸。"土地并非继承于父辈祖先，而是暂借自子孙后代。"这是一句流传已久的格言，印第安酋长西雅图[2]听过，圣–埃克苏佩里也听过。我们是贪婪的一代，面对历史，我们是欠了一屁股债的攫取者，面对未来，我们是一心为己的小

---

〔1〕 基思·理查兹（Keith Richards，1943— ），英国歌手、制片人、作曲家，滚石乐队创始人之一。——译者注

〔2〕 印第安酋长西雅图（Chief Seattle，1786—1866），美国印第安人部落领袖，信奉天主教，乐于与白人移民共处并同西雅图的创立者之一戴维·斯温森·梅纳德建立了私人友谊。西雅图的城市名即得名于西雅图酋长。——译者注

人。后辈们都觉得活得不如我们。他们更早地面对健康状况的一泻千里，理想的全面崩塌，他们会诅咒我们。难道不该离开历史舞台了吗？

退休还是覆灭？

为消除退休后的失落和怨愤，只有一个办法：在自愿的基础上，让六十多岁的人重回工作岗位[1]。"二战"后，人类社会——出于好意——将一个年龄层强行归于位于消费主义中心的"有闲阶层"，但不得不说这是一个灾难性的错误。经验与洞察力通常随着年龄的增长而增长：继续或重新开始一项社会活动实则是将个体重新置于社会关系中，置于为他人服务的角色中，让此个体成为"主动施动者"。是时候结束对老年人的

---

[1]　由于嗜酒及医疗条件匮乏等因素，俄罗斯男子的平均寿命在 2018 年仅为 67.5 岁，然而，弗拉基米尔·普京却下令将退休年龄推迟至六十五岁，这项决议在国内引起民怨。2020 年，比利时的退休年龄将推迟至六十七岁，德国目前的退休年龄就是六十七岁。在法国，若符合条件，人们可以在六十二岁退休，然而为保证财政收支平衡，政府建议将申请退休的年龄推迟至六十四岁。应不惜一切代价地避免代际的潜在战争，因为年轻人很快将为社会中最年长的群体买单了，而后者正在为前者留下一个巨大的财政窟窿："长寿的胜利应被看作须有劳动人口支付的游手好闲的生活。这一点显然与其他表象相反。"（弗朗索瓦·德·克洛赛［François de Closets］）

偏见了，他们不是寄生者，为什么人们迫不及待地希望他们自行退位让贤给年轻一代？应该是共产主义战士、卡尔·马克思（Karl Marx）的女婿、《懒惰权》的作者保尔·拉法格[1]发明了"消费社会"的概念：在他构建的理想城市中，机器独自生产生活必需品，铁的工资规律规定工作时间不得超过三小时，余下的时间男男女女们应尽情吃喝玩乐，排演讽刺旧世界的戏剧，乐享无穷无尽的闲暇时光。[2]由于历史的奇怪走向，这种滑稽的乌托邦，对永久沉湎于消遣中的空虚的颂词首先征服的竟是极具资本主义色彩的北美洲。20世纪，正是在这个大洲上建立了充斥着劳动者的娱乐帝国。

退休制度在建立之初就存在巨大的不确定性。若社会分配体系的创立者，一心想根除社会民主党人的"铁血宰相"俾斯麦在1889年咨询一下统计学家："将退休年龄设定在多少即可让政府不用负担任何费用？"专家定会回答："回大人，六十五岁。"因为在当时，绝大多数的政府职员在这个年龄都已撒手人

---

〔1〕 保尔·拉法格（Paul Lafargue，1842—1911），法国和国际工人运动的卓越活动家，杰出的马克思主义理论家和宣传家，被恩格斯誉为"巴黎这个光明之城的一盏明灯"。——译者注

〔2〕 若您对此主题感兴趣，请见让·斯塔罗宾斯基（Jean Starobinsky）撰写的《议程》（L'ordre du jour）一文，收录于1983年伽利玛出版社出版的杂志《思考的时间》，第123—124页。

寰了。[1]若劳动者去世得早，许诺些空头福利算什么难事。但如果他们能再活个二三十年，社会保障体系的机器便会停摆，变成一个吸金的无底洞。法国于1945年建立起社保体系，然而却加重了该体系原本应应对的老龄化问题。[2]对于某些繁重的体力劳动者来说，重复性动作会导致身体损伤，确实应该划定某个年龄强制停止工作。但对于其他劳动者来说，离开工作岗位意味着双重打击——贫穷和年迈。退出活跃的社会生活与收入锐减携手而来，借用一句古话，真可谓"福无双至，祸不单行"。根据不同行业规定，退休年龄存在细微差别，但"六十岁左右便不必再去工作"这件事好像对人施加了一个彻底无事可做的诅咒。"人生中有且只有空闲时间"是专属于这个年龄段的生活特征，好像顶着一头白发的这代人又被重新带到打发无聊时光的充满童趣的游乐场一样。通常情况下，退休后的闲暇并不会被用来提高自身能力和修养，而是被浪费在各种电子产品的屏幕前。变老，不过是贪婪地豪饮愉悦视觉神经的劣质酒水——电视或网络。美国出现的老年人封闭管理式社区简直是

---

〔1〕 诺伯托·博比奥（Norberto Bobbio）在其著作《哲人与政治》（*Le sage et la politique*）中曾引用此观点。《哲人与政治》，阿尔班·米歇尔出版社，2004，第101页。原文为意大利语，法文版由皮埃尔－埃马纽埃尔·多扎翻译。

〔2〕 埃里克·德沙瓦纳和皮埃尔－亨利·达瓦佑《年龄的哲学》，出版信息见前，第494页。

个噩梦，这些跟集中营一样的地方将老年人与世界隔绝开来，孩子们和年轻人休想踏入一步。认为工作是一份总量固定的蛋糕，应由所有人共同分享的思想源自经济马尔萨斯主义[1]；然而，事实上，工作的总量是可变的，甚至根据国家的革新能力与活力，它无时无刻不在变化。年轻人与老年人的能力不同，但后者可以充当前者的辅助而不应被一刀切地舍弃。大众——特别是法国人——总是固执、愚蠢地认为，命运的走向只能是远离工作；认为只有活到某个年龄才能尽情享受生活。看着那些三四十岁的年轻人妄想六十岁时终于能尽情享受自己的闲暇时光可真让人心疼：不论是否有繁重的工作、各种限制与阻碍，真正的人生只存在于当下。退休后的闲暇时光成了一项任务，一项人们带着执念专心进行的任务，只为能更好地为先前的事业默默哀悼。退休好比心智完全健康的成年人被强行扔到废品站，在几个月毫无生气的生活后渐渐萎靡或深陷抑郁。另有一种情况也不容忽视：丈夫年过六十五，退休在家，无所事事，而年轻的妻子仍在工作，为家庭带来收入。2018 年秋，法

---

〔1〕 马尔萨斯主义是以英国经济学家托马斯·罗伯特·马尔萨斯（Thomas Robert Malthus）为代表的学派。经济马尔萨斯主义，是法国当代著名人口学家阿尔弗雷德·索维（Alfred Sauvy）提出的概念。索维认为，马尔萨斯主义不只是局限于人口方面，而且是渗透到社会生活各方面，其特征是对"过剩""太多"的惧怕。在两个需要调整的数量中，它倾向于降低高的而不是提高低的。——译者注

国"黄马甲运动"的胜利在一定程度上应归因于处于人生转折处的六七十岁的老年人，他们的参与热情异常活跃，借此运动，他们终于能摆脱自己的孤独与空虚了。这些满头白发的无政府主义者至少在那几个月中重新找回了生命的意义，重新感受到了自己的价值。在这场属于退休人员的1968年的"五月风暴"中他们终于从强行加之其身的无所事事的噩梦中清醒了。

各种统计机构的调查结果显示：由于面对压力时的超脱与平和，七十岁是人类幸福感最强的阶段——《经济学人》期刊如是写道。[1]也许是这样吧，但是这份超脱难道不是因为在这个年岁人们已经脱离世界，被剥夺了一切可以自主行事的手段与能力吗？人在七十岁时真的会因为已经从物质世界中抽身而比四十岁时更快乐吗？我们在"停止工作"与"精神安宁"间强加了某种关联性，借此为贫穷和年迈的双重打击重新涂上了靓丽的颜色，但大家却忽视了因抗议退休金被削减而组织的退休人员的游行以及退休后深深困扰他们的空虚感。

20世纪70年代，西蒙娜·德·波伏娃曾描绘过一个经济上依附于他人且被空虚与无聊困扰的五十岁女人的形象：她的孩子们都已长大成人，因而她也丧失了一切义务与职责，祖母

---

〔1〕《年龄与幸福》（*Age and happiness*），《经济学人》，2010年12月8日，引自马蒂娜·博耶尔－魏因曼，《老去吧，她说》，尚普·瓦隆出版社（Champ Vallon），2013，第152页。

的角色对她又毫无吸引力可言，她坐拥一切资源却在无聊的岁月中郁郁寡欢。"她想着眼前无终无了的漫长人生喃喃自语道：'没人需要我了'……"[1]她觉得自己一无是处。"一无是处"这个形容词适用于所有曾经有过工作而当下赋闲的人。经年累积的经验、过硬的能力与技术皆因要为跃跃欲试、期待大展宏图的年轻人让位而被一笔勾销。这对因年龄问题而被勒令停止工作的人来说无疑是一种摧残，他们既无过平静生活的期待也无安享晚年的意愿，只想在自己的岗位上默默坚守。幸福人生的真谛与使人不断衰弱的休息毫无关联，而是蕴藏于促人不断精进的挑战中。退休者在世人眼中是过时的，但在其自身的意识中，他们仍精壮有力。人至暮年，曾被各种家庭及职业责任遮蔽的自由又重新显出真颜，但这自由既充满诱惑又令人胆战。老年人要为自己找到除了娱乐与志愿之外生活真正的意义。一方面，在瑞典等国家，已经出现了"时间银行"的概念，工薪阶层可以在在职期间享受几年假期[2]，让自己在繁忙紧张的事业发展进程中得以喘息。另一方面，只因已经超过"推荐使用日期"就强迫那些并不想离开工作岗位的人停止工

---

[1]　《岁月的力量》(*La Force de l'âge*)，伽利玛出版社（口袋书版），第468页。引自前文引用过的埃里克·德沙瓦纳和皮埃尔－亨利·达瓦佑的作品。

[2]　埃里克·德沙瓦纳和皮埃尔－亨利·达瓦佑曾在作品中引用，作品信息见前文，第487页。

作[1]。提前暂停与强制休息显然不可混为一谈。退休：这个本应是巨大诱惑的东西正在变成一场灾难。

哲学年龄

有人认为人生进程不断推进从本质上说就是在重复一系列枯燥乏味的错误。但若因此而致力于对错误的忏悔就搞错了人生的真正定义：人越活越老，但应越活越好。如今，在祖先早已归天的年岁仍旧能活蹦乱跳使当代人内心升腾出混杂着焦虑的窃喜——因依然存活于世而窃喜，因逃过重疾的打击而窃喜。这种喜悦非常抽象，因为气息尚存而喜悦，因为肉身还在而喜悦，即使这具肉身已经被岁月蹂躏摧残得不成样子了。虽然"一切皆有可能"略显夸张，但至少还有很多事情有可能，如此已是万幸。1922年，马塞尔·普鲁斯特击败爱国战士的代言人——罗兰·多热莱斯[2]获得龚古尔奖。第二天，《人道报》的标题赫然写着："文坛是老年人的了！"要知道，普鲁斯特当时可只有四十八岁啊。试问如今谁会将一个四十八岁的人称作

---

〔1〕 在法国，法律允许退休者继续工作以便增加其退休金，但对于公务员和自由职业者的规定不尽相同。目前，只有5%的退休人员得以享受这一权利。

〔2〕 罗兰·多热莱斯（Roland Dorgelès，1885—1973），法国小说家，龚古尔奖评委会委员。——译者注

"老年人"呢？当代社会中，五十岁后，我们才开始真正面对生活，只有到这个年岁，人们才终于可以享受二十岁时曾错过的青春。毕竟二十岁时要面临学位、就业、考试的压力，要为自己的年轻青涩而反省，要努力褪去稚气，要从那最初几次折磨人的爱情中全身而退，要独自面对与前所未有的自由一起到来的生活的重压。寻找自我，犯错，在各种不合心意的选项中无奈选择，每天早上听着别人在耳边嘟囔说我们身在福中不知福……天啊，光是回忆一下都觉得年少时的生活简直是一场噩梦！因此，年轻人借助酒精、毒品以及打着"随大流"或缓解压力的幌子而做出各种荒唐事自我毁灭。他们只能在自我毁灭中重塑自我。青春意味着美好、活力与好奇，但是那也是亦步亦趋的年纪，屈从于各种潮流和意识形态，因此青春岁月总是跌跌撞撞、踉踉跄跄。中年则是脚踏实地的年岁，但却少了一份活力与快乐。这便是成长，喜忧参半，充满矛盾和不确定。

在世俗社会中，每个人都只有一辈子可以活，和佛教或印度教不同，没有轮回或转世。借助"羯磨"的概念，佛教与印度教提出了因果报应之说：前世的恶果在现世报应，人通过层层轮回涤荡"恶"直至解脱。东方人尝试从现世解脱，而西方人期待尽享此生。对于前者，唯一的解药即是不再重生，而对于后者能多活几次实属乐事。基督教徒的"来生"很快即可到来，但印度教徒为了避免生的痛苦需要经历多次轮回与转世，以便让灵魂得到净化。中世纪时，人们坚信"命由天定"，每个人都被困在自己的身份、宗教、出身中无法脱身，而15、16世纪之交，欧洲刚一走出中世纪的迷雾，一种新的期许便出现了：人也许可以成为自己的命运和时代的主人，也许可以冲破社会、心理及生物学上的界限，也许可以进入一个无预设命运的自我塑造的新纪元。正是基于这些期许，美国出现了"self-made man"（白手起家的成功人士）的神话。让这些期许成真任重而道远，命数决定论的诅咒比我们想象中的更加根深蒂固。在启蒙运动中萌生的现代思想使这些期许变成令人赞美的新概念，因为这是一场针对宿命的群体性反抗。

老年从未像今日一样被看作哲学的年龄、精神的年龄。在这个年龄，人生中会遇到的最尖锐的问题被抛出，康德曾将其定义为：我应期待什么？我应认识什么？我应相信什么？生命中的"小阳春"是"灵魂与其自身的对话"（苏格拉底，《泰阿泰德篇》）的阶段，是持续自省的阶段。活跃生活与静修生活在这一段岁月中交替进行。此时，我们与生命中的悲剧结构针锋相对，没有面具更没有眼罩，留给我们的发挥空间很是有限。正如阿拉贡曾写道："当我们终于学会怎样生活却为时已晚。"[1]

---

[1]《世间没有幸福的爱情》（*Il n'y a pas d'amour heureux*），摘自《法兰西的狄安娜》（*La Diane française*），西格尔出版社，1946。

但生活终究不是类似数学的学科，因为它始终在修正自己的修习环境。青春年少时看重天赋与才能，试图实现作为"人"的所有可能性，晚年也可被看作提高自身的最后阶段而非修车厂里的停车位。经年累积的年岁不妨碍人们活力四射，虽然这份活力相比少年时可能略带节制。虽然未来有限，但人们在时间的长河中奋力成长。人类始终是自身救赎的主宰，甚至对死亡的选择权，也完全掌握在我们自己手中。

无论老幼，我们始终是生活这座学校中的学生，这份勤勉求学的毅力即可代表精神上的饱满与充实。正所谓"活到老，学到老"。在生活的学校中，我们既是教师又是学生，既可享受传道授业解惑的喜悦，也可享受受教的幸福，总之，完全身处一种完美的互惠关系中。虽然青春已逝，但你我面前仍有足够的时间让我们重新张开双臂拥抱世界，重新去知识的海洋中徜徉。虽然人生过半，你我皆已成人，但我们始终是未完成的作品。真正的生活不会缺席，因为根本没有所谓的"真正的生活"，只有有待探索与发现的无尽可能。

该如何对待这额外的二十年人生？

当长辈为我们指出某条违背意愿的人生道路时，我们总是怨声载道。但他们却成功预言了我们未来的模样——全身器械的人、赛博怪物。人一过五十岁就进入了一个假体傍身的年岁——眼镜、助听器、心脏起搏器、心脏瓣膜、植入性身体结构和各种芯片等。在这个个人主义的社会中，我们可以成为——或者说我们能够碰到——两种类型的老年人：一种玩世不恭的老者，一种看破红尘、满口神谕的智者。总而言之，老年人可谓是在幼稚与呆板中摇摆不定的群体。前者对自己的欲念毫不设限，在六十岁时重新找回年少时的梦想；后者认为世事已成定局，只能在等饭的时候和一群小老头儿一起玩儿勃洛特纸牌游戏或其他球类游戏。善于保养自己的退休人员通常比年轻人的身体状况更好，他们已经成功地战胜了很多疾病的困扰。若是属于社会中上阶层，他们通常较为富足，更希望尽情享受生活，因此会展示出一种充满野性的活力。彼时，人类祖先在他们这个岁数早已老态龙钟甚至卧床不起。然而对于生活备受压抑的人来说，终日烦恼的不过是怎样走出生活的泥沼。心智与精神的混乱在任何时候都可能对人造成影响与打击。对于六十多岁的人来说，专为男士研发的"伟哥"和专为女性研发的激素治疗为他们带来了令人迷醉的能力。然而，它们却打破了家庭内部的和谐，有时甚至加重了女性的家庭责任。有多少老年夫妻因其中一方打破了恪守贞洁的平和，重新找回对爱情的激情而分道扬镳？"68"年这一代人见识了两种神奇的药片——避孕药和血管扩张剂。满头银发的老人对赌博、运动、旅游、劳动甚至肉欲的欢愉重燃热情，这份热情来自史无前例的时间上的战略深度。这一深度影响着我们每个人：在欧洲，妇女的平均生育年龄已经达到三十岁，将来某天可能绝经期都能被推迟到六十岁。这种观点令人感动吗？也许吧。但是对在老年人身上体现的后移的贪婪与欲望指手画脚，批评他们想要参与社会生活、继续工作就相当于提前为这些人判处死刑，也是为终有一天将要成为老年人的你我提前判死刑。还有什么比能够绕过时间的支配更美妙的事呢？还有什么比藐视命运，让自己醉一次、沉迷一次、邂逅一次更令人心动的呢？不确定性贯穿生命的始终，反过来说，只要不确定性还在，就证明我们还活着。

我们一直在期许与承诺，活力与混乱之间徘徊：出生即代表与一个你我都不甚了解的未来缔结盟约。生命的消亡是命中注定的，就像是反复被冲洗的照片，随着复制张数变多，照片的画质也会越来越模糊，人类细胞再生时无法得到完美的修复。只要期许能战胜命中注定，我们就可以坚强地活下去。诚然，出生并非人类的自主选择，但是随着年龄的增长，我们可以将这种强加于己身的馈赠变为自身权利，人会主动要求这种"存在"的状态尽可能长久地持续下去。"尽享美酒不够，还要将酒渣喝尽，这便是酗酒……生存并非残酷而是多余。"[1]这是塞涅卡[2]的名言，对萧沆[3]造成了深远影响。虽然顽强生存的疲惫之感从孩提时代就深深困扰着我们，但在生命终结之前，在暮年岁月中，仍会有妙事上演。

马上，一代"冒牌成年人"，一群长着皱纹的"中学生"就要来了，他们无时无刻不在和年岁与命运游戏。这群人似乎青春期后就迅速进入衰老过程，壮年阶段直接被跳过。他们直至年老之时仍然保持年轻。如今，关于永恒，人们只相信"重新开始""返本归元"及"非永恒轮回"，天堂在虔诚信徒心中都变成了模糊暧昧的概念。基督教传统的"三位一体"——地狱、炼狱、天堂——已经落入凡间为生命这个世俗概念分段：彼世即是今生，不过是对应各种不同的人生阶段而已。如今不论男女，仿佛一辈子中可以经历很多次人生，且每段人生皆不相同。这些人生片段经过沉淀与叠加最终构成命运。人会犯错，之后改正，之后犯其他错，循环往复，至死方休。反复出现的失败与挫折最终构成你我一生的履历。六十岁以后的完美

---

〔1〕《卢西里乌斯的信》(*Lettres à Lucilius*)，第 24 封信，嘉尼埃 – 弗拉玛尼翁出版社（Garnier-Flammarion），2017。

〔2〕塞涅卡，全名吕齐乌斯·安涅·塞涅卡（Lucius Annaeus Seneca，前 4 或前 1—65），古罗马政治家、哲学家、悲剧作家、雄辩家、新斯多葛主义的代表。——译者注

〔3〕萧沆（Emil Cioran，1911—1995），又译"齐奥朗"，罗马尼亚旅法哲人，20 世纪怀疑论、虚无主义重要思想家。用罗马尼亚语及法语创作，在欧美思想界颇负盛名，被称作"法国的尼采"。——译者注

人生并无模板可以参照效仿，因此须由每个人自行摸索活出最美好的样子。我们是彼得·潘，是一群不愿长大的孩子，是一群不愿变老的老人，[1]这是史无前例的。初次荒唐事到来的时间违背了生物钟的原始规定：二十多岁的年轻人安分守己地守着自己的爱人生活，而他们白发苍苍的父母却开始游戏人生，徜徉于各种风流韵事当中。渐长的年纪没有让理智增加，反倒是壮年时体内的撒旦如今会一直活跃到临死一刻。老年时期突然袭来的情感泛滥期让人忍俊不禁，甚至令人恼怒。可人们真的甘心眼见自己在老年时期平静祥和、无风无浪地慢慢爬进充满消毒水味儿的医院甚至坟墓吗？还有什么比叛逆造反更让人兴奋的呢？

　　问题的关键在于：这段额外获得的人生到底是一种非常态的壮年还是临于死亡之渊颤颤巍巍的后青春期呢？在这两种状态间犹豫定会引起紧张或精神分裂。一方面，年龄带来的红利让人对自然、学习、安宁、冥想、静修生出不断增长的兴趣；另一方面，这个年龄的人会对任何形式的享乐生出或者再次生

---

〔1〕　弗朗索瓦·里维埃，《J. M. 巴里，不愿长大的男孩》（*J. M. Barrie, Le garçon qui ne voulait pas grandir*），卡尔曼－莱维出版社（Calmann-Lévy），2005，贝亚特丽斯·巴尔迪，《J. M. 巴里，爱仙女胜过女人》（*J. M. Barrie, Celui qui préférait les Fées aux Femmes*），同谋出版社（Complicités），2018。

出高涨的兴趣。五十五至六十岁时肆意生活和十六岁时第一次独自面对人生完全不同。新一代老年人是传统代际传承的守卫者还是"放荡不羁的老色鬼"（卢梭）、七十三岁的自恋混蛋呢，比如唐纳德·特朗普[1]或是马戏团里戴白胡子的小丑？激情仍在，灵魂与心脏仍在蠢蠢欲动：精神年龄、感情丰富的年龄与生物上的年龄并不相符。意欲延缓衰老只有一个办法：满怀渴望。原本不可调和的要素在老年时期都得以和谐共存：浪漫主义精神和传统的方格莫列顿呢拖鞋共存，风流韵事与皱纹共存，满头白发与欲望的狂潮共存。人类还未能为生命中的所有不幸找到完美的解决之法，目前的成就，不过是在深渊之中开了一扇小小的天窗。兰波[2]曾吟诵道："没有谁会在十七岁时认真。"五十、六十、七十岁的人又有谁是认真的呢？只不过是规矩与礼仪要求我们装装认真的样子罢了。应当用幽默与优雅将孱弱老态的外皮剥去，让衰老掉头，朝反向发展。限制存在的意义即是被冲破。生命从始至终就是一个与各种不可逆相抗衡的过程。生命不息，抗争不止。

---

[1] 唐纳德·特朗普（Donald Trump，1946—），德裔美国共和党政治家、企业家、房地产商人、电视人，第45任美国总统。——译者注

[2] 兰波，全名让·尼古拉·阿尔蒂尔·兰波（Jean Nicolas Arthur Rimbaud，1854—1891），19世纪法国著名诗人，早期象征主义诗歌的代表人物，超现实主义诗歌的鼻祖。——译者注

你不曾改变！

对别人说"你不曾改变"其实蕴含着某种再次肯定的意味。不论是三十岁还是六十岁，人们对别人的恭维与称赞充满期待，恳切地期盼他人证实我们还处于生命中同样的时区。在街上碰到许久未见的老友，一场面部识别行动即刻启动，就像证人在单向镜后指认发起袭击的嫌疑人一般。大脑将马上进入飞速计算的状态，记忆力在眼前的形象上提取可能激活任意回忆的微小细节。记忆将过去的容颜与现在的样貌进行比对，调取库存中的两段不同时期并加以比较。人们对此可能会提出异议：但无论如何，这都是我啊！然而双眼并不肯罢休，它们请求您再仔细比较一下。所有人类的脸庞长得都差不多。这也是为什么我们无法眼见着它不受任何岁月的损害就被忘记。

"你可真不像××岁的人！"这句恭维话背后的含义是：你并未向强横专治的大自然法则低头，你成功地对它使了相当有君子风范的诡计。在街角看到某位同龄人长得像自己的父亲或祖父着实让人

震惊，甚至会让人气愤：这个颤颤巍巍的老家伙是
我的同龄人吗？！这不可能！时间是个破坏王，它
并无半分怜悯宽容之心，最喜欢让容颜松弛、改变
甚至被完全摧毁。它让人身体发福、容颜大变、皮
肤上布满皱纹和斑点、头发变稀少、苹果肌松弛、
鼻子和耳朵变长，总之是让人的外貌发生可怖的变
形。人类的脸庞好似一本文字隐迹书，许多不同时
代被叠加书写于其上：在一位昔日老友身上可以清
晰地看到他青少年时期放肆大笑的样子和曾经茂密
秀发的残余。所有人无时无刻不被一群迫切希望对
其进行分析的监察者包围着，他们希望用我们的外
貌逼供。

"你还和从前一样，一点没变"的含义是：你
是我们共同经历的旧世界的证人，你是我们曾经共
同拥有的活力与精气神的见证，我对这些无比怀念。
衰老让我们看起来更像自己，然而这种相像不过是
一种假象。每天早上，站在镜子前，我们都无法辨
认出镜中凝视着自己的这个人：你是谁？你想干
吗？年龄好像突然附上了我们的身体，因此，生出
了另一个非我的我。在黑格尔看来，命运即是如此，
是另一种形式的自我。这让我们想到那些将人类的

一生——从摇篮到坟墓——快放的电影。弯腰、驼背、手牵手走在沙滩上的老年夫妇脸上挂着孩子似的微笑。仙境美景与代表死亡的骷髅舞并存。在这种情况下，将人的一辈子压缩至几分钟实在令人毛骨悚然：我们刚一有时间仔细品味生活，用心体味其中的酸甜苦辣、喜怒哀乐就瞬间变成了糟老头儿或老太太，圆规的两条腿突然被分得很开，再也无法画出漂亮的圆形了。

第二部分

———— 循环往复的生命 ————

第三章　救助规则

你并未按规矩去欣赏你生命的奇迹。

——安德烈·纪德，《人间食粮》

季诺是 19 世纪末生活在奥匈帝国里雅斯特的一位可爱的领取退休年金的人，他烟瘾巨大，已成痼疾，终日咳嗽不止，不停吐痰，因此他对健康有着巨大向往。他一生疲于会见各种医生、精神分析师，在各种疗养院里接受戒烟治疗，浑身插满各种电子仪器，任人摆布。然而不可避免地，总是在戒烟之后复吸。"我认为吸烟时把香烟当作最后一支烟，它的味道好像更浓郁一些。"[1]他在五十四年中反反复复点燃自己的"最后一支烟"，他也不得不带着半分忧愁、半分戏谑地说："我这一生，事情总在重复上演。"[2]

---

〔1〕伊塔洛·斯韦沃（Italo Svevo），《季诺的意识》（*La Conscience de Zeno*），伽利玛出版社（口袋书版），第 25 页。

〔2〕同上书，第 47 页。

"活着真的够了"（拉法叶特夫人[1]）

"重复"在现代人的观念中并非好事。在浪漫主义和精神分析法诞生后，"重复"经历了两次口碑暴跌。古典主义建立的基础是认为过去绝对完美，古代人在各方面达到了至臻的地步，只消对其加以模仿即可。创新在古典主义盛行的年代被认为是有失妥当的，当时，"剽窃"一词尚不存在，知识产权也是子虚乌有的概念。相反，应从流传于世，众人皆可品鉴的神话、故事、语言中汲取营养，对其进行再加工，尝试拼接或组装其中可用的要素。拉·封丹始终在借鉴伊索[2]——前7世纪被释放的奴隶——的作品；约翰·塞巴斯蒂安·巴赫贪婪地从维瓦尔第的小提琴协奏曲中汲取大量创作元素，将很多片段直接照搬、改写为钢琴协奏曲。从前，优秀的文学作品与音乐作品一样，总是散发出更古老的杰作的气息，不过是偶尔添加些变奏或评论罢了。因此，很长一段时间以来，剽窃和造假非但不会被惩罚，反而被万般推崇。创作总是基于已流传于世的

---

〔1〕 拉法叶特夫人（Madame de La Fayette，全名 Marie-Madeleine Pioche de la Vergne，1634—1693）法国著名女作家和传记作家。——译者注

〔2〕 伊索（约前620—前560），古希腊著名哲学家、文学家。现流传于世的《伊索寓言》原名《埃索波斯故事集成》，是后人根据拜占庭僧侣搜集的寓言，以诗或散文的形式结集而成。其中也包括人们陆续发现的古希腊寓言及古罗马寓言，最终统归在伊索名下。——译者注

范本。在古代，为了传播新的理论，人们甚至会将自己创作的书籍故意说成是出自某位先贤之手，这种手段被称为制造伪经[1]。扬·波托茨基[2]1810 年创作《萨拉戈萨手稿》(*Manuscrit trouvé à Saragosse*)时就曾使用这种方法，也有许多作家为了避免审查使用这种方法。虔诚的基督徒都应遵循《效法基督》(*L'Imitation de Jésus-Christ*)一书中的感悟生活。这本灵修之作的作者不详，是 15 世纪起人们为得救赎、净化灵魂反复书写、修改而成的作品。

相反，1789 年诞生的迷途的孩子——浪漫主义——却在颂扬"与众不同"，崇拜个人创作的果实。浪漫主义诗人、音乐家、画家、剧作家理应打破条条框框，冲出死板固执的传统束缚，在众人的错愕与对离经叛道的执念中创作。艺术家需要"探寻未知的极限以得新奇"(波德莱尔)，同理，在那个年代，人们需要冲破拘泥于经营算计的资产阶级的平庸与无聊。贵族与无产阶级唾弃资产阶级的贪婪，后者在生活放纵不羁的人眼中深受低级"本体论"的打击。因为资产阶级的道德与精神局限于对物质财富的欲望，他们的生活由于被对利益和既得利

---

〔1〕 吕西安·热法尼翁《认识你自己……做你喜欢做的事》，出版信息见前，第 236 页。

〔2〕 扬·波托茨基(Jean Potocki，1761—1815)，波兰贵族，旅行家、人种学家、埃及古物学家、语言学家、作家。——译者注

益的追求支配而变得过于有序。从那时起，造反者或创造者就不再卑劣，他们理应去追寻动荡、激情与宏伟，而不是顾影自怜、日渐憔悴。

浪漫主义萌芽后，人们对循规蹈矩憎恶至极，自此，陆续诞生了两件新鲜事：一、对永生的渴望被对后世的期许取代，曾经被诅咒的艺术家们百年之后终被承认；二、对后世的期许被"流量"取代。所谓"流量"即各种媒体和社交网络中被放大的自己，那个显性的、多变的自我。对社会边缘人物的关注与赞美诞生于19世纪，旨在冲破既有标准，上世纪末的某些哲学流派集德里达、德勒兹、加塔利、福柯之大成，终酿就一钵香蜜。众所周知，资产阶级也发生了改变，因为他们也成为了放纵不羁的一伙人，他们希望成为"白日里的劳动者，夜幕下的享乐者"（丹尼尔·贝尔）。无论归属于左派还是右派，他们既渴望获得自身社会身份带来的红利，同时希望享受道德风俗解放带来的自由，因此，他们生活在一种文化矛盾中。从此以后，让那些带有强烈尼采风格，流传于各跨国公司间的名句（"做自己"，"杀不死你的终将让你更强大"）来传递有关强韧激烈的哲学吧！不知为何，尼采突然变成各公司宣传语最大的灵感供给者。"超人"[1]的赞颂者尼采成了消费主义超人的哲学

---

[1] 尼采提出的超人概念有别于日常用语中"超人"的概念，后者（转下页）

保障，后者基于其购买、穿戴或吸收的产品来塑造自己。

弗洛伊德在重复中发现了一种强迫患者永远重复在爱情中或职场上的失败剧情的莫名力量。这些人通常会表现出严重的焦虑和恐慌，让康复过程变得异常艰难，其精神创伤可谓根深蒂固。人们身上存在某些无法解释原因的癖好将自身与他人隔绝开来，这些癖好甚至可能会夺走很多快乐，然而它们却让我们不至陷入焦虑。这些癖好可以成为应对各种突发事件的应激性保护措施。与其将自己暴露于未知，人宁愿在匮乏中日渐消亡。

然而，"习惯"值得称颂。它是人类行为的外在表现，是塑造人的外部环境，是当今社会的精神构成。它是人的第二天性，构成了某种天生的才能，使精神上的过分消耗得以避免。你我皆是习惯的创造物，习惯比信仰更加根深蒂固。先驱们大喊，死亡总是循规蹈矩，它构成了你我命运的本体论基础，也决定了我们死后的存在的观点理应被遗忘。意欲消灭死亡，意欲同时挥舞"不可预见性"和"永生"的旗帜，也许确实打破

（接上页）多指拥有超自然能力的人，而尼采提出的"超人"概念德语为"Übermensch"，法语为"surhomme"，字面意思可理解为"人之上"，是平庸与停滞的反命题，是尼采心中人的理想状态与目标。简单地说，尼采提出的超人是极具生命力、创造力和反抗精神的人，是兼具超群的智力、坚强的意志、强大的自主性和激情的人。——译者注

了令人厌恶的平凡思想，但同时使得"存在"变成不可能。情境主义者曾将"拒绝死气沉沉的生活，肆意享受"作为口号，如此会让"激烈"变为"常规"，变为众人皆可达成共识的动荡。当生活变得死板僵硬，像冰封的小溪或打了肉毒杆菌的脸时，人总是期盼出现一些全方位的变化，无论涉及伴侣、职业还是长期生活居住的国家。这种对翻天覆地的改变的无限幻想是忍受自己生存现状的好方法。它甚至会使"现状"得以巩固：我们越是抱怨，忍耐力越强，只有任何事都没有发生改变时我们才不会抱怨。

从孩提时代起，人就在制造传统。那些被定义为"常规"的东西并非没有历史人物经历的不幸意外，相反，它们是一连串习惯性行为，是支撑人站立的支架，塑造我们的同时也限制着我们。生活连着很多肉眼不可见的线，这些线在无形中捆绑束缚着我们，但最终会一条一条崩断。亚里士多德曾说："并非所有静止的事物都在休息。"平淡生活中的突发事件需要其他苍白、中性事件的衬托，如此，无波无澜的生活才得以推进。令人惊奇或激动得说不出话来的瞬间总是穿插在日常的忙乱中，这两种生活截然不同。若没有每日的平淡无奇也就不会有意外到来时的惊心动魄。构成你我日常生活的旋律线是一段持续的低音，其中时不时穿插几段撩人心魄的咏叹调。

平庸的高雅

五十岁后我们面临的主要问题是：是什么让我们笔直地站立，是什么让我们每天早上得以起床，幸福地投身于尘世生活？人在二十岁的时候总想横冲直撞地闯出个未来，制造些惊天动地、与众不同的事件。机械性、循规蹈矩的生活在年轻人眼中被视为应持续与之抗争的可憎之事。其中最极端的例子即在极权国家中曾出现的乌托邦般的状况，这些国家的公民被置于极端的恐怖和连绵不断的战争中。意欲彻底推翻现状，拒绝与"现世中众人经历的可笑局面"（安德烈·布勒东[1]）缔结盟约，这会导致青少年心中燃起一股摧枯拉朽的强烈欲望。你我都理解这种冲动。人的一生并非小说——极个别情况除外，因为它与其自身高度契合。生活的日常无非是奔波于各种微不足道的小事之间，不会有——或几乎不会有——波澜壮阔的奇事发生。若将你我比作"大事记"，那我们都是些内容匮乏的书籍。对于"最近过得怎么样"，人们总是用"没什么特别的"来回答。然而一个人的存在需要被讲述才得以成立，他须得将日常生活通过奇闻逸事的方式呈现，即使可笑也必须如此。

---

[1]　安德烈·布勒东（André Breton，1896—1966），法国诗人、评论家，超现实主义创始人之一。——译者注

"平凡"的关键在于在时间这场绵延不断的湿热风暴中时刻保持既定路线，时间长河中的各个阶段均大同小异，然而时间却具有分解一切的能力，该能力让沉溺最久的人心灰意冷。

报告文学是自传体文学的分支，该体裁于 1977 年由塞尔日·杜布洛夫斯基[1]首次提出。报告文学实则是从日常生活的寡淡无味中析出故事的尝试。报告文学并非简单记述自己经历过的事件，其写作目的是为了彼此了解、使彼此相信我们还活着。人们走上舞台是为了放大自己，然而这一切要做得润物细无声。命运中蕴含着无穷无尽的财富，我们在那里迷失了自我。日记也臆想出专属于自己的读者，他是"平凡"的兄弟，看着日记作者日复一日将各种微不足道但却珍贵无比的生活碎片累积其中而无比欣慰。日记在作者和读者间创造出一种共同命运，他们都因能分享这份平凡无奇而陶醉。奇事的匮乏对他们而言好似一份不自知的过剩：最无足轻重的时刻，最不足挂齿的幸福都充满无穷无尽的变数。在日复一日二十四小时漫长、无聊的生活中，成千上万的独特存在在闪闪发光，必须仔细发掘才能找到，就像璀璨的钻石总是包裹在肮脏的脉石之内。命运愈无足轻重，其中的故事越厚重，它需要描述最微小

---

〔1〕 塞尔日·杜布洛夫斯基（Serge Doubrovsky, 1928—2017），法国作家。——译者注

的细节，关注最细微的差别，将原本无足轻重的小事描述得像一场惨绝人寰的悲剧似的。所谓成长即重新发现平凡无奇的小事中的伟大与光辉，所谓小事不过是未被察觉的令人头晕目眩的事。即使在低潮时也有小风暴出现。最微不足道的事也有其叙事结构。奇幻小说即是如此：在饱含欲望的虚构情节中穿插某种甜蜜的负担——对事实的记叙。

从某一个年龄开始，持续性的重要性会超过令人惊奇的新鲜感：生活的关键不再是改变生活而是保持生活中的美好。年少时人经常自问：应完善自我还是超越自我？成熟后，这个问题的答案是：维持现状即可。蒙田曾引用过奥古斯都[1]的谋臣梅塞纳斯[2]的话：

若您愿意，

您可以让我缺胳膊少腿，让我身患痛风的重疾，

只要让我活下去，我就觉得幸福。

---

〔1〕 盖维斯·屋大维·奥古斯都（Gaius Octavius Augustus，前63—14），原名盖乌斯·屋大维·图里努斯（Gaius Octavian Thurinus），后三头同盟之一，罗马帝国的第一位元首，元首政制的创始人，统治罗马长达40年，是世界历史上最为重要的人物之一。——译者注

〔2〕 盖乌斯·梅塞纳斯（Gaius Cilnius Maecenas，前70—前8），罗马帝国时期的著名大臣、外交家，诗人艺术家的保护人。他的名字后被作为文学艺术赞助者的代名词。——译者注

由此，蒙田得出结论："人类始终沉湎于自身悲惨的存在中，甚至只有在恶劣的条件下，他们才能接受并在该存在中坚持下去。"[1] 在所有人的生命中，"过去"好似对"现在"的预言，"现在"如同一个回放镜头。依照过去的行事方式过活无可厚非。生命持续不断地低语并非软弱的证明，而是自信的表现。

对于"过去"，人们有两种刻板印象：一、它是一系列奇闻逸事的集合，事过境迁后，兴趣索然，正如俗语所说"今日不如往昔"；二、它是未来未完待续的序章，未来是过去的完成体。第一种观点带着一丝保守主义色彩，第二种则体现出进步主义观点。从个人角度说，这两种观点可被解释为坚信"昨日更美好"的怀旧或提前向着理想中的未来逃跑的行为。随着年龄的增长，矛盾会被颠倒：所有事都已经完结，然而所有事又都有待被做或被重做。人类沉迷于探索与认知：就像写给孩子们的童话故事一样，人们更乐于自己去发现而非直接被惊喜触动，或者说，惊喜应该被包裹在娓娓道来的叙述中。即使故事情节的走向早已为众人所知，大家还是希望感受那份期待与战栗。这就是使人安心的重复带来的舒适感：遇到自己喜欢的

---

[1] 蒙田，《蒙田随笔》，第二卷，第37章，罗伯特·拉芳（Robert Laffont）出版社，Bouquins 系列丛书，第736页，米歇尔·翁弗雷（Michel Onfray）作序。

嗓音、倾心的音乐或电影风格、熟悉的旋律、熟识的面容，甚至重新听到母语的韵律。每种香水都对应一个化学公式，从某个年纪起，我们会找到适合自己的公式不愿再做更换。虽然我们一直被各种新奇变化引诱，但年岁至此，你我深知保持现状的可贵，可以对未来有所期待但不应该垂涎觊觎。

从此刻起，重获新生

每一日都如同一出浓缩的人生之戏，有几个标志性节点来分隔生活或人生——阳光灿烂的清晨，意气风发的正午，辛勤耕耘的午后及平静祥和的黄昏。清晨从睡梦中清醒就好比一次小小的重生，让肉身重启，将黑夜夺走的精力重新加满。不论你我是否愿意，但大自然自始至终控制着我们生活的节奏，人的心情会受天气阴晴的影响便是很好的例子。人类微观上的小宇宙与自然界中真正的大宇宙之间有何联系呢？人每日都被巨大的气象环境包围，而这个环境在一定程度上左右了人的喜怒哀乐。碰上"天朗气清，惠风和畅"心情自然好，"月落乌啼霜满天"对人好似一种惩罚。每日清晨起床，人的臂弯中就藏满了天赐的礼物，就好像踩在一片巨大的无人践踏过的新鲜积雪上，我们可以随心所欲地留下自己的足迹，这会让人觉得每一步都是新的。只消闭上双眼，沉沉睡去就可以重获新生。因此，夜晚异常重要，它让黎明的曙光更加璀璨耀眼。阴霾天总会过去，因为我们每年有三百六十五次机会耗尽它、消灭它。电影《土拨鼠之日》[1]是一部关于爱情与时间的奇幻电影，与影片中的故事情节不同，我们没有陷入循环往复且无丝毫变化的二十四小时中。对于我们来说，每日都不相同，有些日子好像带我们穿过为期一周的平凡、不起眼的隧道；有些日子像是幽暗封闭的牢房，让人迫不及待想要逃离；有些日子精彩得闪闪发光，好像对着什么璀璨之物开的一扇窗。

因此，睡眠是遗忘与更新的代言人：美美地睡过一夜之后，用充分休息过的双眸再次审视世界，人会有重生之感——这种感觉虽然虚幻抽象但却让人心神振奋。从暗夜中全身而退、摆脱人在旧日里的状态简直是个奇迹，好似蛇类蜕皮，让一切再次显得皆有可能。夜间生物在白天遁声隐迹，暗夜里却似幽灵。清晨刚刚清醒时，清脆悦耳的鸟鸣中好似微醺的朦胧感让人迷醉。此时，我们在与昨日的自己脱离以便重获新生。这便是清晨之美——可以与世界订立新的盟约。晨间初醒的时刻好似发放到你我手中的一张精神上的护照，让我们得以重新回归日常生活。起床、洗澡、喝咖啡或茶，这些最基础的

---

〔1〕《土拨鼠之日》由比尔·默瑞（Bill Murray）和安迪·麦克道威尔（Andy MacDowell）等主演，哈罗德·雷米斯（Harold Ramis）导演，于1993年上映。

行为在你我与其他事物间建立了某种私密的连带关系，让我们重回现实生活。有些疯子觉得睡觉是浪费时间因此幻想废除人类睡眠的本能，这样无异于扼杀梦的力量，梦境中白日与暗夜的界限被彻底打破。废弃睡眠行为会让我们脱离昼夜节律，削弱日夜更替的神奇。斯达尔夫人[1]在去世前的几周内深受失眠折磨，在这些无眠之夜中，她如饥似渴地阅读与思考，她抱怨道："没有睡眠，生命显得过于漫长。二十四小时的光阴变得索然无味。"[2]日日如此，岁岁年年，从日出到日落，一日犹如一生。依尼采的观点，你我皆如英雄，在暮色中殒命，次日重获新生。

美事始终在重复上演，比如作为文化基础的一日三餐本身就是享受的源泉。时间仿佛裹足不前，甚至看似完全消失。在托马斯·曼（Thomas Mann）的《魔山》（*La Montagne magique*）一书中曾提到达沃斯[3]的一处疗养院："日日如此，

---

[1] 斯达尔夫人（Madame de Staël，1766—1817），全名安娜·路易思·日尔曼妮·奈凯尔（Anne-Louise-Germaine Necker），法国著名女作家、文学批评家，浪漫主义的代表人物。——译者注

[2] 米歇尔·图尼埃（Michel Tournier）在《飞行的吸血鬼》（*Le Vol du vampire*）一书中的《理解安德烈·纪德的五个关键》（"Cinq clefs pour André Gide"）一文中引用，伽利玛出版社，思想系列丛书（Idées），1983，第224—225页。

[3] 达沃斯，瑞士东部城镇，隶属格劳宾登州，以冬季运动和每年在那里召开的达沃斯论坛知名。——译者注

无休无止。正是由于日日如此，从本质上说将这种生活称作重复便不甚准确，应将其定义为同一性，或某种一成不变的现在或永恒。午饭时护工给你端来的汤食和昨天一样，和明天的也一样。时间的表现形式在此时此地完全消失，而这正是揭示给你的存在的本质——是不会变的现在，是人们给你端上汤食的此时此刻。"保罗·毛杭[1]解释道："在远航时，第一个落入水中的东西便是时间。"伟大的哲学家伊曼努尔·康德在波罗的海岸边东普鲁士的柯尼斯堡[2]生活时也恪守自己的节奏：清晨5点起床，夜晚10点睡觉，坚持每日散步，只有两件事情曾扰乱他严苛的作息——1762年阅读让-雅克·卢梭的《爱弥儿》及1789年的法国大革命。

有些地方能独享这份循规蹈矩，如寄宿学校、疗养院、部队营房、修道院等，这些场所好似能不受潮汐影响的大型客轮，呈现出唬人的稳定性。它们给人一种错觉：生活规律得好似五线谱，仿佛永远不会改变。在这些地方，人们会生

---

[1] 保罗·毛杭（Paul Morand，1888—1976），法国著名作家，法兰西学院院士、外交官，被誉为现代文体的开创者之一。——译者注

[2] 东普鲁士是普鲁士王国及后来德意志帝国的一个省，位于普鲁士公国的领地上。今天东普鲁士的北部，分别属于立陶宛的默麦尔地区，及俄罗斯的加里宁格勒州（旧称柯尼斯堡）。而南部大部分被纳入波兰的瓦尔米亚-马祖里省。东普鲁士包含了古普鲁士人在波罗的海的领地。在历史上被普遍认为是德国军国主义势力的支柱——容克贵族的发源地。其首府是柯尼斯堡。1946年，苏联将其改名为加里宁格勒。——译者注

出一种已成功躲避现实生活中的血雨腥风的安乐感。秩序与规矩让您暂时脱离痛苦，无聊在这些地方也是安全的代名词。下列观点将令人惊愕不已：严格遵循时间安排将淡化每段时间内事件的重要性。即便是为了打发时间也请务必严格遵守时间安排，做到分秒不差。我们身边总有这样的人，他们竭尽全力遵守规则，只有如此行事才能安心，才能为生活找到方向。在任何行动前，他们都会认真安排时间表，将一天中的二十四小时分成小块，然而对于每个时间段内到底要做什么他们并不关心。重要的仅是将一日、一周分段而已。他们每日的生活都严格遵从雷打不动的时间安排，好像规矩严苛的宗教礼拜仪式：收拾屋子、整理办公桌、整理衣柜、做运动……完成日日例行的任务对他们而言就是每日必做的日祷。"周一""周二""周三"早已失掉其特殊颜色，因为它们不过是同一实体上采集的样本。

每个人——至少是每个法国人——还不都像小学生一样，严格地遵守国民教育部制定的教学日历过日子？每年大家都要过万神降临节、圣诞节、狂欢节、复活节……在法国，从1936年开始，假期就是神圣而不可侵犯的。假期将每个法国人连在一起，在代际形成一个共同的虚拟概念。假期构成法国人民生活中的重要内容，其重要性就如工作之于美国人、日本人、中国人，是生活的支柱。过度工作实则是将时间价值发挥

71

到极致的意愿的体现，当人的意愿与此相反时，通常意味着衰老：此时，人们总是希望能在极短的时间内兼顾多项任务，疲劳时能在截止时间前迅速完成手中的工作。浪费时间的奇妙能力是专属于青年人的特点，摆在他们眼前的岁岁年年给予他们享受生活中的慵懒闲散的资本。这是年轻人的无聊之处，也是专属于他们天赐的特权。

活着的意义

托马斯·曼曾说："当人活到一定年岁时，对其所处的时代不满是很自然的事。"对某些人来说，年龄愈大，对生活愈是厌恶。生命用"离他们而去"羞辱他们，他们反过来诋毁生命的名声。这些人不久以后将谢幕离场，宣布人生的挑战结束，宣布他们的时间是可耻的，他们的继任者无知又愚蠢。普罗大众会问：我们将为子孙后代留下一个怎样的世界呢？热姆·森普伦[1]反问道："我们将为明日的世

---

[1] 热姆·森普伦（Jaime Semprun，1947—2010），法国作家、翻译家、著名出版社——细微差别的百科全书出版社（Éditions de l'Encyclopédie des Nuisances）的创始人。——译者注

界留下怎样的子孙后代呢？"衰老总是会让人陷入啰唆和咒骂的双重陷阱中。啰唆、抱怨、诅咒的倾向潜伏在每个人身上，它们时刻准备着，在最不值得一提的失望或沮丧出现时伺机而动。蒙田将这种"疾病"称作"灵魂的皱纹"。"切勿审视灵魂——或者说勿轻易尝试——在衰老的过程中，它会变得酸腐发霉。"[1]

　　身体变老可以，但不应放任心灵衰老。应时刻对世界、对享乐充满渴望，对后代充满好奇。就此问题，应拜读一下叔本华或萧沆的大作，这二位都曾极尽所能对现世加以诽谤中伤，他们作品中诋毁生命的种种论据读起来让人精神振奋不已，这些言论甚至可以被看作对死亡与毁灭的爱的宣言。脾气暴躁的人打心眼儿里拒绝快乐与幸福：家人、朋友、春夏秋冬，在他眼中都是烦躁的诱因。他眼中的社会永远丑陋无比，可事实上，真正丑陋的并非落入他眼中的东西，而是他的眼睛。哲学家埃德蒙德·胡塞尔将这种现象称作"厌烦的灰烬"。老年人总是乐于相信是因为他们即将了无遗憾地离开这个

---

[1]《蒙田随笔》，第三卷，第二章，出版信息见前，第890—891页。

世界，所以世界将要崩塌。但如今人越活越长，年轻人开始嘲笑我们的霉运。衰落主义并非狭隘地指人类历史上每个人将要面对的命运——衰老和死亡。高龄最容易犯七宗罪中的懒惰之罪，这种罪恶曾影响将自己困在净心之地的基督教的苦行者们，并动摇了他们对神的敬爱之心。与其在狂喜中燃尽自己，他们更愿意沉沦在淡淡的忧伤中，对于永福毫无兴趣，离开自己的小天地回到无聊的世界中。老者不再有这份精力了：他们不得不强颜欢笑，在命运中举步维艰地向前摸索。污染其灵魂的浓雾似乎只能通往黑夜。人活到五十、六十、七十岁时支持我们继续活下去的意义是什么呢？和二十、三十、四十岁时无二！对于珍爱生命者，生命甜如蜜，对于诅咒生命者，生命也变得可憎。在同一时间段中，人的状态可以迅速发生转变，在失望与热情两种状态中反复横跳。不论年龄如何，生命始终是一场热忱与疲惫的拉锯战。人生冒险本没有什么意义，不过是一场又抽象又奇妙的仪式而已。

　　"我来，不知从何而来

　　　我是，不知是何身份

　　　我死，不知死于何时

我去，不知去往何处

我惊，我竟如此快乐。"

（马蒂努斯·冯·比伯拉赫，德国神学研究者，

21 世纪）

"重复"的两种本质

时间是谏书，也可以是报偿。每天早上，它总会营造出一种抽象却不可或缺的假象——好像每天清晨，生命都会重新开始。时间既是引导人们走向终点的倒计时钟，也是允许错误不停上演的神圣许可。"重复"是一种非常矛盾的力量，既可以说它毫无意义，也可以说它影响深远，它一方面冷酷无情，另一方面又变化多端。为了在一定时间内维持现状进而有所进步，重复是最基础的条件。影响人类的两种时间性——时间的线性流淌和周期性变化——似乎合二为一，让人生出某种无须主动付出，依照惯性前进的感觉。任谁都不喜欢翻来覆去的循环重复，然而生命正是如此：重拾对某种体育或艺术活动、某一学科、戏剧中的某个角色的喜爱，让陷入困境的公司重振旗鼓、让赤字严重的国家重新复兴、重读已被遗忘的经典著作、再婚、重遇老友、将过去的某一行为搬到现在等。克尔凯

郭尔曾说"重来"是"提前进行的再次回忆"，是"第二大认知力量"[1]，是站在未来的角度上生出的积极且带有创造力的怀旧情感。"在开始生命之前，应浏览生命的全貌"，"从头再来"可以挖掘被埋没的才能、唤醒意想不到的可能性。换句话说，"重新开始"好似一个螺旋，看似一切会回到起点，然而，事实上，任何事都无法回到曾经的状态或地点：相信人能重获新生从目前来看确实是白日做梦，但与此相比，对新生不抱幻想更严重。生命拥有由"老生常谈"与"意外之喜"构成的双重结构。拥有无限可能的重复可以使人免受毫无意义的循环往复的拖累。当在似曾相识的表象之下生出新的结果时，重复便化身为快乐的源泉，它可以冲破约定，战胜一切。表面上的熟悉源于"遵守规矩"的外衣下包裹的离奇事件的重复。"陈词滥调"本身是一个复杂的机制。它会让某些人感觉无法忍受，也会让另一些人感到安心：重复可以为后者构建灵魂的避风港，躲避现世的风吹雨打。在完全可以预见的生命的低语中，隐藏着某些催人入眠的要素。

音乐领域也是如此，扬科列维奇和克莱蒙·罗赛[2]曾指出，

---

[1] 索伦·克尔凯郭尔，《重复》，内莉·威亚拉内（Nelly Viallaneix）译，嘉尼埃 – 弗拉玛尼翁出版社，2008，第66页。
[2] 克莱蒙·罗赛（Clément Rosset，1939—2018），法国哲学家、作家。——译者注

在拉威尔[1]创作的《波莱罗》中，同一主题循环出现，同时催生了喜悦与悲哀两种情感，形成了一个充满矛盾的概念——在停滞中推进。乐曲的重音让人心安又喜悦，间奏曲充满创新性。据说，杰出的大提琴演奏家帕布罗·卡萨尔斯[2]直到九十六岁高龄依旧坚持每日演奏巴赫的同一乐曲，且每日都会生出新的陶醉与喜悦之感[3]。东方文明精于在重复中创造令人惊叹的艺术主题。东方艺术中的重复不是一成不变的生搬硬套，而是总能生出些微小的差别。乌姆·库勒苏姆[4]绵长歌曲的艺术之美就在于此，她的作品在西方人耳中好似一成不变的旋律重复，但她始终在强度和音准上钻研、尝试细小的差别，只有用心聆听才能捕捉得到。印度音乐亦是如此，乍一听像是不断重复的旋律与曲调，用心体味后才发现，是一段精心排列的音符经转调后构成的令人神往的音乐之旅。表面上的旋律匮乏相比大量曲调的直白堆砌反而更能在听众心底激起细腻的情感涟漪。不细

---

〔1〕 莫里斯·拉威尔（Maurice Ravel，1875—1937），法国著名作曲家、印象派作曲家的最杰出代表之一。——译者注

〔2〕 帕布罗·卡萨尔斯（Pau Casals i Def illó Pablo Casals，1876—1973），西班牙大提琴演奏家。——译者注

〔3〕 丽莎·哈利迪（Lisa Halliday），《不对称性》（*Asymétrie*），埃莱娜·科昂（Hélène Cohen）译，伽利玛出版社，2018，第331页。

〔4〕 乌姆·库勒苏姆（Umm Kulthum，1904—1975），埃及女歌手、音乐家和演员。是阿拉伯世界最知名的歌手之一，在阿拉伯世界中的风靡程度堪比"猫王"。——译者注

心体味无法发现的微小变音对鉴赏方式要求更高。

教育的目的亦是如此："重复"对学习而言不可或缺。每个人都深有体会，为了教授一门学科，或攻克一个难题，需要多少坚持与不懈努力，且这些努力通常都是索然无味的。只有将理论融入实践，才算真正掌握知识。同理，在哲学、科学、政治、经济上也需要反复咀嚼同样的不容易被消化理解的思想和观点。因此，对于艺术家、领导人、研究人员来说，重复并非实力不足的表现，恰恰相反，这是他们坚忍不拔的精神象征。只有不知疲倦地重复对同一主题的研究和探索，人类才可实现伟大的发现。坚持不懈是意志力的基础。但"重复"也可能会滋生将会带来麻烦的"顽固"：如曾经的抗议者在一定年岁会重新陷入针对男性更年期的极左态度，他们自认为不会老去，并且毫无批判精神地生搬硬套青年时代曾经使用过的带有"毛泽东思想"或"托洛茨基主义"色彩的口号。他们将忠诚称作对蠢事无谓的坚持。

"重复"因其数量庞大可以创造出无限可能。以挂钟或计时器为例：这二者都绕着圆周走但却创造出时间的线性概念，它们是"永恒性的动态图像"[1]（柏拉图）。钟表的时针和秒针无眠无休地绕着中心旋转根本就是徒劳，就像仓鼠在自己的转

---

[1] 柏拉图，《蒂迈欧篇》（*Le Timée*），嘉尼埃－弗拉玛尼翁出版社，1969，第 417 页。

轮里无休无止地奔跑，仿佛一切都没有改变。时间无情残忍地前进，光阴就这样流逝了。"如何能做到身形不移位却行万里路呢？那一定是在原地打转。"[1]钟表作为时间和永恒的几何呈现方式，拥有自己的独一无二之处——它是大家都心知肚明的骗局：与沙漏不同，钟表的指针多绕着完美的圆周无休无止地转动，这会让人生出一种什么都没变，所有事情都在悄无声息地发生的错觉。钟表的指针是分隔过去与现在的旋转门，在它的回旋转动中蕴含着一种蒙蔽人心智的停滞感。它画出的是一个看似停在原地未移动的圆圈。但钟表和指针给人的感觉和尼采提出的"永恒轮回"理论并不相同，尼采认为"存在之屋"永远在被依原样重建。因此，重复是一种永远在重新开始的旧事重演，是可以产生新结果的循环反复。

　　在一本相当轰动的小说中，博尔赫斯想象出一位名叫皮埃尔·梅纳尔的人，他在 20 世纪初，逐字逐行地重写了塞万提斯的《唐·吉诃德》。皮埃尔创作的文章绝对新颖，是历史上不可多得的巨著，文字精练，内容却谈不上新颖[2]。皮埃尔和

---

〔1〕　丹尼尔·门德尔松（Daniel Mendelsohn），《奥德赛、父亲、儿子、史诗》（ *Une Odyssée, Un père, un fils, une épopée* ），克洛蒂尔德·梅耶尔（Clotilde Meyer）、伊莎贝尔·坦迪埃（Isabelle Tandière）译，2019，第 295 页。

〔2〕　豪尔赫·路易斯·博尔赫斯，《吉诃德的作者皮埃尔·梅纳尔》（ *Pierre Ménard, auteur du Quichotte* ），小说，伽利玛出版社，1983。

塞万提斯的作品表面上看起来极其相似，但却有着本质上的不同。"相同"只是戴上面具的"不同"，两者间外在的相似没有任何真正意义。博尔赫斯的诡辩让人晕眩。他粉碎了所有关于知识产权与剽窃的概念：依照他的逻辑，如今可以立法：任何作家都能逐字逐句地重写任意传世的西方经典作品，且不算剽窃。抄袭将成为一种再创作，甚至会比原创小说更受人追捧。经典作品再创作也许将成为一项进步。重复、模仿因此可以衍生出无限可能。

永远在重生

当我们自认为已经阅尽千帆、历经世事后，还应做些什么呢？要不停地从头再来，因为时间允许我们想重复多少次就重复多少次。肉体并不悲惨，谢天谢地，我们永远也无法读尽所有的书籍。[1]生活一直在继续：这句无比简单的句子中也许蕴含了幸福长寿的真谛。真正的生活既不会波澜壮阔也不会荒唐怪诞，它是再平常不过的柴米油盐，是日复一日感知需求与满

---

[1] 作者在此处改写了斯特芳·马拉美（Stéphane Mallarmé，1842—1898，原名艾提安·马拉梅）在诗歌《海风》（*Brise marine*）中的句子："肉体真可悲，哎，万卷书也读累。"（La chair est triste, hélas, et j'ai lu tous les livres.）——译者注

足需求的循环。借用罗曼·加里[1]创造的人物的话，我们都是由"今日的孩童"成长而来。因此，一定要坚持：绝不放慢脚步，绝不停滞不前，永不言弃。尽情享受生活，就像人生留给我们的余额还有好几十年一般，永远对未来抱有期待和规划。意大利哲学家诺伯托·博比奥（1909—2004）曾经说过："我正在向死亡奔跑；一旦我停止奔跑，便意味着死亡已至。"

活着，其实是将偶然转化为选择的过程，你我的命运即是如此构成。但直至死亡，命运始终是多变且难以捉摸的。纵使时间会逐渐将人类引向全方位的衰颓，但它也持续不断地供应着新的选择：这不失为一个好消息。时间并非无情碾压你我的车轮，而是一连串交叉路口，不要担心第一次做出了错误选择，因为它为我们留出了修正机会。即使人们错失了第二次、第三次甚至第四次机会，时间也始终眷顾永不言弃的人。复活就发生在人们不停死去又重生的存在过程中。尚－柏腾·彭大历斯[2]曾说："我祈愿永远拥有回到这个世界的能力。"亨利·戴维·梭罗曾经提到一些昆虫，其幼虫被封存在桌子的木

---

〔1〕 罗曼·加里（Romain Gary，1914—1980），法国外交家、小说家、电影导演。犹太人出身，曾以飞行员的身份参加第二次世界大战。其作品曾两次获得龚古尔文学奖。——译者注

〔2〕 尚－柏腾·彭大历斯（1924—2013），法国精神分析学家、作家。——译者注

质台面上，几年后，因茶壶温度的刺激得以重生。[1]我刚刚提到的重生不比这些昆虫的经历更奇幻。直到入土，我们都是"草图"或半成品。因为一次艳遇、一次新探索、一次旅行后人们会突然觉得重返青春——这种现象曾被称作"小阳春"[2]，另有很多人真正开始投身生活的时间本就滞后，由此生出命运的无限可能。

若说这世上存在某一个国家将自己的信条建立在"从头再来"的精神上——甚至不惜将这种"信条"虚构成信仰，那一定是美国。因为在那里，人死账销，每一代人都会重新定义社会契约，在新的基础上重新开始。所有人都在试探着活，生命首先是一次试验。将生命比作一条指向死亡的直线有失偏颇，它其实是一条蜿蜒迂回的小径，在终点处复盘这一路经历的所有反复与曲折。也许依此逻辑可以说：每个人都拥有好几次生命，每一次生命的期限与丰富程度均不相同。若如柏拉图所说，开始是"一位存在于人类当中的无所不知的神"，那么，"从头再来"就是一口吹向空中的仙气，可以避免灵魂的僵化

---

〔1〕 亨利·戴维·梭罗（Henry David Thoreau），《瓦尔登湖》（*Walden*），第336页。

〔2〕 法语原文中使用的是"l'été de la Saint-Martin"的表达，直译为"圣-马丁的夏天"，特指一年中深秋首次结冰后到冬季来临前出现的几日天气晴好、气温宜人的日子，多发生在北半球的10月底11月初，可持续几日至一周，有些年份也许不会出现。——译者注

与疲惫。正是"重新开始"或"从头再来"的思想，让登山者在气力全无的时刻能重新获得能量，正是这些思想激励着灰心丧气的学生或研究员在面对不公正待遇时继续努力、顽强坚持，让生意受挫的企业主们重整旗鼓。除了"出生"，对于人类来说，鲜少有其他绝对"起源"。但人一生中会经历无数次重生、适应新角色、改变人生轨迹等。[1]上述经历是命运交给每个人的安全通行证，让我们有机会在生活中左右碰壁、误入歧途，再重回正轨。每一次失败皆是助人进行新尝试的跳板。幸福生活与不死鸟的形象类似，自立于世，自损自耗，但终会浴火重生。

　　人活到一定年岁后，反而更容易预测生命的走向，但这并不会让生命显得无趣。重生和新的探索一样令人精神振奋，已然经历的感觉也不会发生任何改变。少年时代，我们总是幻想能经历第二次出世，这样一来，对于父母便没有任何的亏欠，我们终于可以成为自己生命的起源。这样说来，生命中的"小

---

[1] 吉尔·德勒兹（Gilles Deleuze）认为美国人的逃逸线（lignes de fuite）不同于他国，是一种延续断线、在断线上添加节段的方式，然而依照笛卡尔的思想或法国大革命的精神，法国人总在试图定位起点和断点。"起点与终点并非事情的关键，他们不过是一些点而已。真正有趣的是中段，英国的0总是在中段。"吉尔·德勒兹、克莱尔·帕尔内特（Claire Parnet），《对话录》（Dialogues），嘉尼埃－弗拉玛尼翁出版社，"田野"（Champs）系列丛书，2008，第50页。

阳春"类似于青少年时期叛逆心理的再现。这个年龄"50+"的群体也希望重新找回自己心中充满创造性的信仰与美德，重新感受在面对无限选择时犹豫不决的眩晕感。黄昏也应像黎明一般，即使这黎明开启的并非全新的一天。

是"天鹅之歌"[1] 还是晨曦之光？

怎样将流逝的时间中蕴含的毁灭生命的元素转变成极具创造力的能力对于每个人来说都是一个永恒的问题。在美术或文学领域，高龄有时意味着艺术造诣的至臻成熟，特别是对已达到艺术生涯顶峰的名师大家来说。但放眼兰波的传奇人生，一生中的杰作与年龄阅历的增长并无太大关联，这位诗歌界的天才少年在 20 岁时就燃尽了其所有的艺术热情。据说，在戈雅艺术生涯的末期，他的视力急剧减退，甚至都无法自己削铅笔，但波德莱尔评价他说："即便如此，他还是创作出了许多重要作品，如石版画、木版画及巨幅细密画。这也算是支配大艺术家们命运的简单规律的新证明：可见，年龄与智慧并不共

---

〔1〕 传说天鹅在临死前会发出一生中最凄美婉转的叫声，也许是因为知道自己时间无几，所以要把握最后的时光，将它最美好的一面毫无保留地完全表现出来。在艺术领域，"天鹅之歌"也可指艺术家的绝世之作。——译者注

存，得到了一样未必会失去另一样。虽然青春渐渐逝去，但艺术家们勇猛精进、日日自新、大胆前行直至生命的最后一刻。"[1]尼采评价贝多芬是"是一个陈旧的、松垮的灵魂产物。它持续不断地破裂着，并且是一个未来的、过于年轻的、持续不断、缓缓而来的灵魂。他的音乐始终沉浸在永恒的丧失和永恒的希望间的明暗交界中……"[2]"天鹅之歌"既是前言的开头也是总结。人们永远无法断定前序作品的内容匮乏到底是文思枯竭还是创造力再度迸发的征兆。美国社会学家大卫·理斯曼也曾注意过这个现象："有些人拥有某种自我更新的能力；只要身体没有变成自己人生路上的对手，年龄增加就会为其带来智慧的增长，且不会剥夺其自主性和享受生活的能力。正是因为这种自我更新的能力，可以说这些人是不死的。"[3]

我不禁想到罗曼·加里，他在老年化名埃米尔·阿雅尔（Émile Ajar）进行创作。这一举动让他宛若分身为两个彼此截然不同的作者，一个文风严肃悲情，一个语言滑稽幽默。他用这两个名字在六年内发表了九部作品，直至离世。这难道不是

---

〔1〕 波德莱尔，《美学珍玩》（*Curiosités esthétiques*），在前文中提到过的米歇尔·菲利伯特的著作中曾有引用，第103页。

〔2〕 尼采，《超善恶》，第245章，伽利玛出版社，思想系列丛书，1979，第191页。

〔3〕 大卫·理斯曼，《个人主义再探》（*Individualism reconsidered*），1954。前文中提到过的米歇尔·菲利伯特的著作中曾有引用，第214—215页。

作家避免大众无视最完美的尝试吗？[1]年事已高的创作者们在完成于生命末端的作品中看上去并没有气喘吁吁的疲惫之感，反倒显出一副凌驾于所处时代的造物主的感觉：以威尔第的最后一部歌剧作品《福斯塔夫》（*Falstaff*）为例，为保证整个作品的夸张、流畅及自由感，作者放弃了美声唱法；对于夏多布里昂的作品《朗塞传》（*La Vie de Rancé*），朱利安·格拉克[2]曾给出以下评价："《朗塞传》的语言在未来嵌入了一个更神秘的点：书中用摩斯密码编写的信息断断续续、颠三倒四，将叙述突然打乱，宛若来自另一个星球，隐约透露出兰波将要苏醒的地方的消息……"[3]德国作曲家沃尔夫冈·里姆[4]以其自身的经历为"艺术没有年龄"摇旗呐喊："我在创作的时候，甚至可以在生物时间里随意畅游：时而八十九岁，时而四岁，时而五十三岁，时而二十六岁半，时而七十三岁，之后我便辞世而去。换句话说，我暂时依照艺术规矩办事。从本质上来说，

---

〔1〕 若您对此感兴趣，请阅读米歇尔·图尼埃《飞行的吸血鬼》一书中《埃米尔·阿雅尔或第二人生》（"Émile Ajar ou la vie derrière soi"）一文，出版信息见前，第340页。

〔2〕 朱利安·格拉克（Julien Gracq, 1910—2007），又译朱利安·葛哈克，法国作家，在西方享有极大声誉。20世纪法国文学巨擘之一，"超现实主义第二浪潮"的主要旗手。——译者注

〔3〕 朱利安·格拉克，《边读边写》（*En lisant, en écrivant*），何塞·科尔蒂出版社，1981。

〔4〕 沃尔夫冈·里姆（Wolfgang Rihm, 1952— ），德国作曲家。——译者注

我永远不会是成年人，这也是问题的关键。"[1]因此，在艺术领域以及最平凡的日常中，人生中的各个阶段会被全部打乱，各阶段间的循环往复也将多种多样：孩提时代和青年时期的特点在晚年也可能会出现。因此，从某种程度上说，人可以像将勺子拧成麻花状一样在各个方向上扭转时间。

矛盾的年龄

无论哪一代人，在进入社会时都雄心壮志地希望成为把"前浪"狠狠拍在沙滩上的"后浪"，在看待前辈时总是带着轻蔑与愠怒。家长和老师在孩子们眼中就像是令人讨厌的出土文物，是应该退位让贤，被社会清理的老古董。年轻人迫不及待地渴望超越老一辈。大人们则恰恰相反，他们将"后浪"看作一群野孩子，他们的苦口婆心永远是对牛弹琴。成年人经常慨叹："孩子们想抛弃我们，他们的能力已经与我们不相上下了！这是果敢的一代，中立的一代。"在法国，出生于"二战"时期、阿尔及

〔1〕《沃尔夫冈·里姆的循环形式》,《世界报》, 2019 年 2 月 12 日。

利亚战争时期、1968 年"五月风暴"时期及反极权制时期的孩子们用他们特有的方式在历史上留下了浓墨重彩的一笔。每个代际都会对现世时代带来影响，这一真理曾引起很大争议。对于年轻人来说，将年长者驱逐出历史舞台显得非常有吸引力，因为后者会将所有的错误与麻烦归咎于那些毛头小子。年轻一代嫉妒长者（"我也很想生活在抵抗运动时期，或者在 20 世纪 70 年代，我也想参与建立新世界"），他们会指责前辈们背叛了他们的理想。有些代际创造历史，有些代际评论历史，并声称自己重燃了在祖先们手中半路夭折的星星之火：如今，一些非主流小团体试图重建布尔什维克主义或卡斯特罗主义乌托邦的可笑尝试就是例证。卡尔·马克思曾说："一切伟大的世界历史事变和人物都出现过两次（……）：第一次作为悲剧出现，第二次作为笑剧出现。"[1] 这些举足轻重的时刻在历史上重复上演，好似地震的余震。以 1968 年"五月风暴"为例，它本就是一群冲动热血的青年对 1917 年俄国革命、古巴革命和中国"毛泽东主义"的效仿；"黄马甲运动"

---

[1]《路易·波拿巴的雾月十八日》，1852。

于 2018 年、2019 年在巴黎如火如荼地展开，人们用纸箱制作断头台，模仿法国大革命期间的行刑方式，对时任总统埃马纽埃尔·马克龙"处以极刑"。萨特曾写道："空虚的时代是选择用已经存在的双眼看世界的年代。在这样的时代中，人们只能在他人发现的基础上继续钻研，因为那些有眼睛的人，也同时拥有了这双眼曾经看到过的东西。"[1]

其实"同代人"这个概念也值得质疑：和别人拥有一样的出生日期并不会让我们和这些同龄人之间的关系更紧密或感情更亲密。无论如何，在出生后我们都被归入一个个精确的代际。人的年纪越大，和同龄人间被莫名其妙建立的联系就越紧密，仿佛是被迫要和与自己处于同一时间单位的人关在一起一样。但是我们的精神和喜好又将我们带向别处。这就类似于在同一家产科医院出生的婴儿被强制要求从出生到死亡都一起生存、发展，原因仅仅是他们出生于同一日期、同一时刻。

所有家长与教育者都在实行两种教育：第一种

---

[1] 让－保罗·萨特，《境况种种》（第一卷）（*Situations I*），伽利玛出版社，第 365 页。

是官方教育，公开展示、捍卫一套原则与价值。另
一种是无意间实行的教育，通过其对世界的态度、
与他人的关系润物细无声地展示，这种教育有时甚
至可以和第一种完全对立。有时，子女会实时模仿
父母们的行为，这种模仿是潜在的、盲目的，他们
并不会分析父母行为中蕴含的意义。不论您是否接
受，但我们每个人身上都或多或少带有一些父母行
为的影子。人在逐渐老去的过程中，很可能会慢慢
变成自己曾经异常讨厌的父亲的样子，或者是那个
可笑又烦人的母亲的形象。他们的怪癖渐渐影响我
们，他们的口头语和惯用表达也会出现在我们口中。
父母甚至会在我们的身体上留下自己的印记，他们
的相貌与长相也会隐约出现在我们的面容上。我们
被打上了父母的印记，而且，无论我们是否愿意，
我们放弃的来自父母的馈赠愈多，这印记就愈加明
显。孩子成长的过程其实就是褪去父母印记的过程。
他会曲解来自父母的教育，更糟糕的情况是将父母
的教育彻底遗忘。但等他们长大成人，成为家长，
他们也会以自己的方式去爱、去忍受自己的感觉和
幻想，并将这些感悟分享给自己的孩子，而他们的
后代也会质疑他们。年年岁岁，代代如此。

人们经常会听到这样的抱怨："年轻人不尊重我们了。"但如果我们亲切地和子辈孙辈以"你"相称，而他们反过来用"您"疏远地回应我们，或者我们亲昵地呼喊他们的名字时，他们用某某先生或某某太太来称呼我们，我们也会觉得很受伤。更糟糕的是，在公共交通上，年轻人起身为我们这些中老年人让座。这些举动意味着我们被推到了另一边，在我们想展示亲密的时候，孩子们却在代际设置了一定的距离。他们让我们老老实实地待在自己"老年人"的位置上。年少时，孩子和父母、长辈的关系可能会剑拔弩张，但长大后，他们也许会言归于好，重新回到和谐相处的正轨上。在做过荒唐事后，人可以回归正途。年轻人用带有批判性的眼光丰富自己对世界的认知，因此，在回到时间轴上自己的位置之前，在成为时间线上一个简单的环节之前，有些迂回绕远也理所应当。这就是持续性的神秘路线——在不断的拒绝与抗拒中艰难前行。对遗产的否定曾是它不为人知的延伸部分。

第四章　时间交错

若人无法在"此生"之外再活出其他几段别样人生，他便无法过好"此生"。

——保尔·瓦雷里

即使生命已然很是沉重，但若为其赋予一项新的职责，再沉重的生命也会变得很轻。[1]

——亨利·詹姆斯

时间既可成就人类，也可击垮人类，在面对时间时，我们至少有两种策略可以应用：享受瞬间及无视期限。古人一直在捍卫这两条定理，对于生命，他们曾提出两条完全不同的建议：像你随时可能殒命一样去生活 vs 像你永远不会死去那样去生活。在马可·奥勒留和爱比克泰德[2]之后，塞涅卡曾要求

---

〔1〕 亨利·詹姆斯，《死者的祭坛》，存货出版社，世界系列（Cosmopolite），第27页。

〔2〕 爱比克泰德（Epictetus，约55—约135），古罗马最著名的斯（转下页）

我们将生命中的每一天都当作最后一天去享受，他说，在灵魂接受审判时，应诚心感谢上苍赐予我们明天。远远早于他们，亚里士多德曾赋予人类一项高尚的任务：若想不朽，必须重视精神生活、静修生活，只有如此才能让人类获得几乎神圣的智慧，且不被物质事物限制思想。[1]

让我们先来看第一种由斯多葛学派提出的观点："只有将每一日当作生命的最后一日来看待才可以活得尽兴……"[2]这句话听起来很有道理但却很难实现，除非是等待被处决的死囚、病入膏肓的老者或随时可能殒命的政治犯。对于这些人来说"提前预测生命毫无意义"，这句话出自俄国作家瓦尔拉姆·沙拉莫夫（Varlam Chalamov，1907—1982）之口，他曾在政治犯苦役场服刑长达二十年。若每日担心自己会在睡梦中死去，便无人能睡安稳觉了。这种观点代表了一种简单的教条主义思想，它无法经受生活经历的检验。若对时间没有一丝一毫的乐观，若心中对于"明天会更好"没有一点信仰，快乐便无

（接上页）多葛学派哲学家之一。——译者注
〔1〕 亚里士多德，《尼各马科伦理学》（Éthique à Nicomaque），第 10 卷，快乐与真正的幸福（Du plaisir et du vrai bon-heur），第 7 章，阿尔弗雷多·戈麦斯·穆勒（Alfredo Gomez Muller）译。口袋书（Livre de Poche），1992，第 415 页。
〔2〕 马可·奥勒留、爱比克泰德、塞涅卡；引自皮埃尔·阿多（Pierre Hadot），《古代哲学的智慧》（Qu'est-ce que la philosophie antique?），伽利玛出版社（口袋书版），1995，第 296 页。

从谈起。每晚萦绕脑际的都是"生命中的最后一个白天已经结束"，此时，床就像一个裹尸袋，这样的生活简直做作、无稽又让人无法忍受。

像你随时可能死去一样生活

"将每一天都看作完整的一生。"[1]谨慎与对各种欢愉的追求要求我们这样做。生活和看待世界时既要像第一次，也要像最后一次。要永远像第一次，因为必须实时更新自己对世界和生活的看法；要一直像最后一次那样，因为要将生命当作一笔随时可能被夺走的财富尽情享受。因为害怕岁月一去不复返所以一定要活在当下、享受当下。"当下"是时间的漫漫长河中闪现的高光时刻。因此，不论是对黄口小儿还是对耄耋老人，关于"好好活着"我还有两个补充建议：一、把握今朝（拉丁语格言：carpe diem），善于享受当日、当时、当下的境遇；二、放眼未来，要知道人生漫长，任谁都无法预测结局。生命中的每分每秒都是决定性的、不可或缺的。然而，将每个清晨都当作生命中的最后一个清晨的观点会让所有快乐荡然无存。不论是喜悦、爱情还是友谊，若无法在最开始的时候就以一个

---

[1] 塞涅卡，《给卢西里乌斯的信》，出版信息见前。

共同的未来为目标便毫无意义。"探讨哲学就是学习死亡。"蒙田引用柏拉图的话说道。你我终将从这个世界上彻底消失，这件事已经足够让人悲伤，如果每日早晚还要让这件令人抑郁的事萦绕心头，又何苦到世间走一遭呢？因此，终其一生都要努力练习平平静静地缓缓赴死。当死神来临时不要惊诧，要像虔诚的基督教徒在《万物虚空图》前一样镇定，在骷髅面前沉着静思。毁掉生活的最好方法就是每日都感觉自己趴在断头铡刀之下，每日想着自己终会死去。

第欧根尼[1]曾说："只有当下才是属于我们的幸福。"他也是幸福的，因为他并未屈服于现在和未来的死亡之刃。从哲学角度说这个观点相当诱人，但从存在主义角度分析，该观点却站不住脚。因此，需要将蒙田的教诲颠倒一下：探讨哲学是学习如何重新生活，更准确地说，是学习当处于人类寿命有限性的边界上时应如何重新生活。前文中曾提到，人经历的每一天都如同浓缩了的一生，早上志高意满，中午喜气洋洋，黄昏平静安详；每个人的生命都如同一年中的四季，春夏热烈，秋冬萧条。即便如此，我们总能在第二天醒来，我们也总是会热烈地庆祝新年的到来。

---

〔1〕　第欧根尼（Diogenes the Cynic，约前412—前323），古希腊哲学家，犬儒学派的代表人物。——译者注

那些推行禁欲主义的人活得怎样？塞涅卡一生中曾多次险些被罗马帝国的统治者们刺死，终在六十一岁时被尼禄[1]逼迫自杀身亡。马可·奥勒留五十八岁时被自己的亲生儿子康茂德[2]下令毒死在维也纳。根据传记作家的说法，爱比克泰德死于七十五或八十岁。这些人都不算早逝，都有足够的时间规划未来，对马可·奥勒留来说，他甚至有时间重新塑造罗马帝国的命运。需要再次重申的是：快乐的必要条件之一是永远保留再来一次的可能性。所有人都期待幸福时光可以重来，可以被放大，可以有叫"安可"的机会。这是时间的诺言，但所有诺言本质上都是自负的：它包括的范围总是超出其能力范围，它会对未来做出近乎疯狂的假设。一旦我们沉浸于这份幻想中，希望就会凌驾于经验。即使是行将就木的百岁老人也会满怀期许，畅想未来。

---

[1] 尼禄·克劳狄乌斯·恺撒·奥古斯都·日耳曼尼库斯（Nero Claudius Caesar Augustus Germanicus，37—68），罗马帝国第五位皇帝，54—68在位。——译者注

[2] 康茂德，鲁基乌斯·奥雷里乌斯·柯莫杜斯·安东尼努斯（Lucius Aurelius Commodus Antoninus，161—192），又译为柯摩达、科莫德斯、高摩达、柯姆德斯，2世纪末的罗马帝国皇帝，180—192在位。——译者注

过去的老客厅

普鲁斯特曾说，不论是对个人还是对民族来说，自我抄袭总比抄袭更糟糕[1]：人们总在模仿、重复自己的风格，却自以为在进行新的创作。足以支持这一观点的事实论据显然不甚明显。我们正在进行的所谓"创新"通常是笨拙的自我模仿。就像普鲁斯特，他也是在自我模仿过程中不断开发自身的写作天赋，最终找到专属于自己的独特风格。在文学创作初期，所有人都在机械地重复学过的既成句型，在写过无数絮絮叨叨的句子后，突然迸发闪现着天资与才华光芒的句子。自我的创造与再创造始终来源于对旧形式的模仿与灵光乍现的新形式间的斗争。重复既有的习惯行为是人之常情，起初，大家都不可避免地受习惯性无意识表达的支配，随着时间的流逝，终会慢慢对其进行调整和改变。

想取得进步，必须先学会退步。对任意一个孩子的教育过程都会经历几次"开倒车"的阶段，这些所谓的退步并非教育或孩子的失败，而是小朋友复习曾经走过的路程，是勇往直前迈出扎实脚步的过程。也可以说是为了重新调整成长过程而进

---

〔1〕　"对于个人（以及那些陷入错误并在错误的道路上越走越远的民族）来说，最难规避的抄袭行为是自我抄袭。"《女逃亡者》，伽利玛出版社，1925，第29页。

行的对既有行为的拆分与复习。有些"退步"带来的利好影响适用于任何年龄。那些被我们抛诸身后的冰冷过往永远不会彻底黯淡无光。人们对福克纳被引述过无数次的名句"过去永远不会死去，过去甚至不曾过去"的解读通常带有悲剧色彩，仿佛昨日的沉重永远无法消除。然而，若想赋予这句话更轻松的含义也未尝不可。洞窟学家会深入洞穴的最底端，以唤醒被历史封存的时代。同理，这句话也可以被解读为是福克纳让我们在业已经历过的生活中汲取营养，将回忆转化为对未来的号召。所有被粗略描绘或有待完成的自我定义，所有期待更伟大的事业或更美妙的人生的人重新被会集在一起，他们内心蕴藏的能量像休眠的火山一样重新被唤醒。我们曾经一定放弃过某些雄心壮志，如今，它们会再次激励我们，或被其他壮志代替。活得长久，切忌彻底埋葬曾经萌发的憧憬与向往。加布里埃尔·福莱[1]曾经说过："我总是怀着未了的壮志。"过早被压抑的潜能被重新唤醒，这些藏在我们内心的魂牵梦绕蕴含着许多有待被孵化的希望，对某项事业的憧憬便是如此。还有我们自己吹嘘出来的虚假功绩、英雄行为和荡气回肠的爱情，这些事情永远无法被验明真假，因为没有谁会站出来反驳。再则，

---

〔1〕 加布里埃尔·于尔班·福莱（Gabriel Urbain Fauré，1845—1924），法国作曲家、管风琴家、钢琴家、音乐教育家。——译者注

这些虚假又带有传奇色彩的奇闻逸事确实有其存在的意义，它们是令人厌倦的寡淡人生的调味料，因此，你我终其一生都在努力说服自己相信这些事的存在，并真切诚恳地重复这些谎言。

"过去"并非一具腐烂生蛆的尸体。它是"装满总结报告的大柜子"，是令人毛骨悚然的"堆满凋零玫瑰的老客厅"（波德莱尔）；同时，它也是藏有沉睡的奇迹、暂时休眠的神秘巫术的保险箱。若过去总是在意识中闪现则可证明它想再次现身，并动摇干瘪无趣的生命。在漫长的岁月中，我们会经历很多个版本的自我，且无时无刻不在与曾经的自我挥别。每个人的身体中都包含着粗俗或狂躁的一面，这些缺陷亟待修复；有时，这些不同侧面的自我不过是想以肘相击，一较高下。即使是伟人，也会有时像个令人忍俊不禁的孩子，有时像个亟待被安慰的被人抛弃的小可怜，有时又会突然变成惹人恼怒的烦人精。每个人都是"不满意"与"聒噪"的集合体。普鲁斯特让我们开始了解"死去的记忆"，它们仅要求获得重生。重新审视自己的过去既可以带来疗愈功效，又充满传奇性。人们时常担心，在回顾过往人生时会遗失某些重要的东西，因此总是迫不及待地想重新找到相关线索。正是这些原因导致有些人开始收藏报纸、信件或其他不值钱的小玩意儿。这些东西是一个时代的遗迹，人们期待将其归档保存，以免对应的时代被遗忘的深渊吞噬。我们终会变成自己人生博物馆的守卫者，人生墓园的参观者；另一些人则选择在回忆的镜子中凝视自己以便开启新的腾飞。

不被"祖父母"身份套牢的小技巧

无须多言，儿孙绕膝当然无比幸福。如今，人们将维克多·雨果提出的"做祖父的艺术"定义为"对孙辈俯首帖耳的艺术"。成为满怀关爱照顾孙辈的祖父很是幸福，我们毫不吝啬地给孩子们建议指导，却很少忍心向他们发号施令。这些孩子均属同一家族，若仔细在新成员的脸上寻找，总能找到一些隐约的相似之处。人们可以享受作为孩童的一切好处，而不用考虑这一身份带来的固有束缚。我们和孙辈一起重新开始人生的初体验，重新享受比较前后相差半世纪出版的教科书带来的快乐，我们沉迷于注视着他们苗壮成长、学业有成，挑战曾经你我都未能成功实现的壮举，带领整个家庭走上新道路。孩子们不会对我们指指点点，不会和我们时刻清算、锱铢必较，他们绝非输出指责与批评的机器。甚至连孙儿们的任性都令人甘之如饴，因为他们的童言童语会让我们心花怒放，即使是最幼稚愚蠢的话语也只会触发祖辈的柔肠而不会造成代际关系的剑拔弩张。

祖父母多情的权威感根本无法耗尽六七十岁人身上的活力与精力，更何况这份活力与精力在这个年岁依旧高涨漫溢。更不要说如今的形势已然反转，祖父辈要向儿女的命令俯首，后者更善于判断对于下一代来说何为利、何为弊：只有祖父母尚算年轻，才会被儿女赐予看护孙儿的许可。祖父母会因孩子的爸妈借口太忙不在约定日期接回孩子或不去接孩子放学而气愤不已。那些已经分居或再婚的爷爷奶奶就做不到二十四小时随叫随到了，他们有属于自己的生活：热衷旅行、继续上大学进修……总之，就是走出家门，去外面的世界自由翱翔！他们不愿意被人叫"爷爷"或"奶奶"，孙儿的声音再可爱天真，也无法改变这些可怕词语中夹杂的陈腐之气，好像下一秒就能把人送进墓地。因此，有些人试图寻找一些从读音上与"爷爷""奶奶"相近的词来代替它们，试着绕弯子、规避约定俗成的称谓，绞尽脑汁寻找更诗意的新名词来替代这两个称谓。总而言之，祖父母的作用正在发生改变：他们的作用并未消失，只不过由于经济原因，这种作用正在悄然变化。衰老，并不意味着当看孙子的临时保姆或悲哀地守着回忆度日，衰老的过程其实是不断斗争的过程，要重新定义目标，为了未来而斗争。祖父母不再是一种身份，而是人生中一个令人柔情泛滥的额外阶段。

永远的第一次

你我总是生活在"此时此刻"的迷雾中，无法时时预测将来会发生什么，这让所有人都困惑不已。有些事只有在多年后回望，在模糊的回忆中抽丝剥茧，才能最终把握其中的真谛。"过去"的这一古怪特点并非对人类了解现世真相的权利的剥夺；只是，在事件发生的当时，我们无法了解事态复杂的全貌而已。这一特点可谓当记忆复苏时，人类由果溯因地自我审视的方式。繁复庞杂的回忆可以生出新的可能性，好似魔术师帽子里飞出的白鸽。诚然，预测未来已然很困难，然而过去时时在变，再则忆起过去时人的心境不尽相同，因此，定义"过去"更是难上加难。由此产生了小说家们醉心痴迷的时间线上的矛盾：人在面对未来时会心生念旧之情，而面对往昔时却又成了预言家。"过去"总是在不经意间猛烈地闯入"现在"，二者总会发生让人意想不到的碰撞。

换句话说，生命前行的方式与小龙虾"倒推式"游泳的方式异曲同工：前进时尾部在前，后退时头部在前。莫里亚克[1]曾说，慢慢变老的悲剧在于老年是过往生命的总和，且我

---

[1] 弗朗索瓦·莫里亚克（François Mauriac，1885—1970），法国小说家，1952年诺贝尔文学奖获得者。——译者注

们无法改变这个总和内包含的任意数字。[1]生命的总数也许无法被窜改，然而这一总数并不稳定，总在重新排列，好比一幅可以任意移动内部模块的马赛克版画。面对过往经历偶尔生出的倦怠之感、对"这样做有什么用呢"的执念自少年时代就一直困扰着我们，如今，人生大半已去，这些执念反而被某种对过往快乐的遗忘一扫而空。无论旧日里充满欢笑的回忆怎样鲜活，我们始终沉迷于"第一次"的新鲜经历。对于食欲与性欲的快感来说，"过去"有开胃作用：它们不会麻痹人的感官、智慧及神经突起，反之，会对其产生调教、刺激的作用。"过去"中蕴含着异常丰富的绝妙奇事，与眼下的乐事交相辉映。美食丰富的味觉刺激或在性事中情到浓时的战栗与颤抖不会因为之前有过类似经历而衰减半分。若我说自己从未品尝过如此细嫩的肉或从未体验过如此强烈的快感，其实是身体在向体现着伊壁鸠鲁主义的漫长人生致敬，同时也肯定了当下感受的独一无二。人的皮肤与感官一样，都承载着一段既丰富又隐秘的历史。我们的艺术品位因经常接触的作品而丰盈。艺术作品不会让我们觉得疲惫，反而会刺激大家去探寻新的音乐或绘画上的惊世之作。这种对曾经遭遇

---

[1]　弗朗索瓦·莫里亚克，《蛇结》(*Le Nœud de vipères*)，口袋书，1973，第177页。

过的快感间歇性的遗忘可以让人更好地清除过往。曾经的悸动绝不会干扰当下的感觉。若总须带着伤感回想前一日已经吃过晚餐了，又有谁能胃口大开地吃好眼前这一顿呢？只有恶鬼和贪吃鬼才能在上桌之后完全不受上一餐饭的影响。眼前菜品对味蕾的愉悦会被对昨日佳肴的回忆激发扩大。因此，遗忘是享乐的前提条件，多亏了人类善于删除记忆的大脑，我们才能乐享生活。

返老还童？

当时间的轨迹反转时，生命是一条会溯源逆流的河：年轻时，人在变老，在变老的过程中又会闪现重返青春的迹象。汉娜·阿伦特曾说，世界是古老的，孩童就像一块会催生新事物的酵母降临于世，之后会将整个世界搅得翻天覆地。[1] 有时，人的年龄虽已成熟，却仍会被越是年代久远就越鲜活的孩提时代的记忆激发新生。这种记忆并非事实，而是一种精神状态。归根结底，活得尽兴不过是在一系列的状态更替中陷入沉寂又重新苏醒的循环往复，好比宗教领域的"信仰复

---

〔1〕 汉娜·阿伦特，《文化的危机》（*La Crise de la culture*），伽利玛出版社，思想系列丛书，1972，第 247 页。

兴运动",是重拾信仰,让信仰重获活力的过程。这种现象也常见于音乐领域,某些歌唱家(或政客)貌似隐退却在某天突然重返舞台,重获大众的喜爱。被"曾经是"赦免的存在并不鲜见,消失后又重新现身的形象甚至可以被理解为现代化的代表:在大众传媒中,始终有方寸一隅留给过气的明星、无人问津的歌手和名不见经传的小作者。运气是个好东西:它有时会将早已被人遗忘的可怜虫重新投入大众饥渴的目光和公众关注的聚光灯下。

因此,要重新找回赤子之心,即易受点化的精神。"若儿童是人类的导师,以形而上的目光审视,人类将变得何其伟大啊!"[1]加斯东·巴什拉在评价索伦·克尔凯郭尔时如是写道,"我们异常需要刚刚诞生的新生命、刚刚绽放的新灵魂、刚刚展开的新精神的点拨。"[2]虚心向孩提时代求教到底意味着什么?首先,要意识到虽然我们已有六七十岁,人生履历丰富,但依旧与二十岁时无异,面对人生依旧茫然无措,甚至相比二十岁,此时的我们在犯错之后重回正轨的希望更加渺茫。你我皆是失败者,赤手空拳地茕茕孑立于时间之河的岸边,像一群年长的孩子,不得不重新培养未被玷污的目光来

---

〔1〕 加斯东·巴什拉,《梦想的诗学》(*La Poétique de la rêverie*),法国大学出版社(PUF),1968,第114页。

〔2〕 同上。

审视世界，重新生出赤子精神应对生命中的突发事件。从某种意义上说，相比成年人的半知半解，我们更倾向于为孩子们的无知感到抱歉，孩童的无知带着强烈的直觉色彩，成年人的脑子里却塞满了毫无用处的奇怪知识。没有什么比经年累积的知识更令人赞赏却也更枯燥无味的了，因为那是一种过分拘泥于细节的徒劳的渊博，在一个词或一个数字上纠结的锱铢必较。它意味着随着时间的流逝早已退化的放眼全局的视野。第一次拜读经典著作，第一次聆听伟大的音乐作品，第一次欣赏电影艺术中的瑰宝，第一次用全新的眼光领略全球的风光，何其幸哉！在过了一定年岁后，留给人类唯一返老还童的机会并非像浮士德的神话中那样仅浮于身体，而是体现在智慧与感情上。

然而，任何人都无法在真正意义上重返青春，随着年龄的增加，仍有机会丰富认知、保持对探索与发现的热情：这两种增长相互对立、相互抵制却不会彼此削弱，它们催生出一种甚有裨益的压力感。脆弱并不会改变思想的深度，后者永远遵循自己的发展轨迹。圣方济各曾要求大家"极力展现孩童的真性情"，即让自己无限接近生命最初几年的状态，让"旧我"沉浸于涤荡灵魂的汤泉中，打破一切"旧我"的限制。人老但心不能老，保持对世界和一切幸事的赤诚热情，避免陷入忧虑内省和厌倦一切的双重陷阱。人的一生至少会经历两次孩提时代，它们可以在任意年龄到来：第一次孩提时代在青春期时离我们而去，另一次则会在成年后悄然而至，它用炽热的来访启发我们，然而一旦我们察觉到它的蛛丝马迹或想模仿它的特点，它又会离我们而去。重新落入孩提时代并非重新陷入幼稚无知的状态，而是重新获得精神上的天真率性，是与现世有益无害的决裂，让全新的血液涤荡我们。因此，孩提时代是让自己在面对僵化过时的生活时还能拥有震惊之感的手段：是能够调和才智与感性的能力、能接受未知的能力，是面对显而易见的事仍能感到惊异的能力。无论年龄，重新感到振奋与激情的能力都会超越试图保持现状产生的担忧情绪和既得经验与知识带来的懒惰之感。塞缪尔·巴特勒[1]曾说："生命好比一场小提琴音乐会，在演奏的同时要学习如何演奏该乐器。"直到生命的最后一日我们都在练习，用笨拙的手法弹奏出一个个音符。你我皆是残缺、病态、疲惫、伤心、多病、年老的小傻瓜，然而，美好的未来就在不远的前方等待着我们。因此，成年之后再现的孩提时代并非枯槁干瘪的成年人误入其中让人感怀的唬人假象，而是期盼重新沐浴在人生最初阶段的魅力中的人得以乐享的一段额外的欢愉时光。正如早衰的迹象有时会烙在青年人的脸上一样，孩提时代的气息同样会划过七十多岁的

---

[1] 塞缪尔·巴特勒（Samuel Butler，1835—1902），英国作家。——译者注

长者脸庞。众所周知，做蠢事不分年龄。

鬼魅般的"自我"

每个人都会与构成"自我"的各个时段的自己对话——曾经的黄口小儿、此时此刻的成年人，以及不久的将来即将成为的老者——以便让各个状态下的自我重现或将其驱逐。这些"自我"的不同阶段的真实身份是什么呢？是鬼魅、是幽灵还是幻象？从中世纪起，若幽灵显现出在世者曾经的亲友的形象，人们便将它看作偶然遇到的亡灵[1]。有时，回望童年或少年时的自己会觉得他们比陌生人还要陌生，当曾经的自己突然出现在意识中时，该现象甚至不会被看作记忆回溯而是被当作新形象的出现。只要人生中各时段的交流存在，生命就会一直维持在平稳的低水位。你我都是各种声音的汇合，这些声音彼此争吵、协商、分离，兼容矛盾与吉事，固执与天真。（一位著名的人类学家曾告诉我们，在西非巴姆巴拉人中，生活在马里的曼丁哥人有一项可以返老还童的仪式，该仪式可使年长的男子重返七岁时的光景，让老年女性重新

---

[1] 赛尔日·蒂斯龙（Serge Tisseron），《家庭的秘密》（*Les Secrets de famille*），法国大学出版社，2011，第83—84页。

变回处女。[1]）年龄不再是可以自动从中推测出生活、行事风格的指数。幸福壮年的秘密在于对大众意识中分配给壮年的状态熟视无睹。衰弱与重获健康并驾齐驱，在生命中的任何阶段人们都期望能做到既懂事又疯狂，既理性又顽皮，既谨慎又莽撞。中年人嫉妒少年，不只因为他们的活力、俊美、乐于冒险、认知上的可塑性强，也不只因为他们每天清晨都像是获得重生一样，有如此多的东西要学习、要探索，有如此长的生命要尽情享受，有如此强烈的热情要体验。必须将这种激情保留至生命的最后一刻，即使这样做有时会显得过于天真。我从过去的人生中汲取的最重要的经验，即应将每一秒看作从零开始。好像你我一无所知。好像你我终能向曾经错过、惧怕的一切敞开心扉了。

迟到的稳重老成会让五六十岁仿佛突然出现："你的成果成熟了，但你还没有成熟到可以享受这些果实。"（尼采）康德与之观点一致，要塑造一位哲学家需要六十多年的时间；在此之前，在这个领域我们将毫无建树。无论好坏，高龄是年岁的压缩集成体，它包含了既往人生的所有时光：文学评论家马修·加莱（Matthieu Galey）在他的日记中曾提到路易·阿拉

---

〔1〕　热尔曼·迪耶泰朗（Germaine Dieterlen），《论巴姆巴拉宗教》（*Essai sur la religion bambara*），法国大学出版社，1951，前文提到的米歇尔·菲利伯特的著作中曾有引用，第 84 页。

贡（Louis Aragon）"老年时的青春怪事"。在妻子埃尔莎·特丽奥莱（Elsa Triolet）去世后，这位共产主义诗人最终承认自己的性取向，与一群年轻人一起走上街头，戴着白色面具穿过圣–日耳曼–德–普莱（Saint-Germain-des-Prés）街区。[1] 身体上的衰弱与天赋异禀完全可以共存，疾病与生理上的敏锐度也并无矛盾。柏拉图曾说："只有当身体上的眼睛视力下降时，精神的双眸才开始变得敏锐。"[2] 刺目的强光之下反而看不清事实，明暗交界处才是最好的观察之所，尤其当人们对强烈的对比新奇又渴望时：青春是绝对美好的年纪，充满英气十足的干劲，同时也是容易犯错、做傻事的年纪。辨别的能力仅随年龄而来。即使这世上仍有很多糊涂、疯狂的老年人，卓越杰出的老者也不胜枚举，他们是辨别是非的大师，即使年事已高，依旧耳聪目明、洞若观火，才智上的活力让人咋舌。

人的一生中包含的不同阶段相互交织，相互裹挟，就像用铅笔胡乱画出的杂乱无章的螺旋状笔迹，那些已然度过的阶段有时会重新出现，让人生的时序经历从未有过的排列：曾经的某个生活片段会重新回到时间轴上，成为人生新的篇

---

〔1〕 马修·加莱，《1974—1986 年时报》（*Journal 1974—1986*），格拉塞出版社，1989。
〔2〕 《会饮篇》（又译 "《飨宴篇》《宴话篇》"），219a，嘉尼埃–弗拉玛尼翁出版社，第 80—81 页。

章，总之，时间的流向会被彻底搅乱。生命之书虽然平淡但却绵延不绝：生命的过程有时会充满荆棘险阻但总的来说足够精彩绝伦。比埃尔·培尔——伏尔泰之前法国著名思想家——曾为"游移意识的权利"摇旗呐喊。游移意识的权利即犯错误的权利、不被强迫屈服于某种真理或某种宗教自行其是的权利。你我皆是游移的灵魂，即兴应对每日的生活。你我皆缓缓向着生命的终点前行，大方向不变，却不乏美好短暂的脱离正途。在攀登生命之峰的过程中也要潜心应对时常出现的下坡路。

裂　痕

"毋庸置疑，所有生命都是一个毁灭的过程，然而其效果的显现倒并不突兀。另一种打击来自内心——那些打击，直到你无论怎么做都为时晚矣。"[1]（菲茨杰拉德）怕是无人不知这篇旷世之作吧。《了不起的盖茨比》的作者谈论的"裂痕"最初是看不

---

〔1〕　斯科特·菲茨杰拉德，《崩溃》（*La Fêlure*），法语版译者：多米尼克·奥里（Dominique Aury）、苏珊·马尤（Suzanne Mayoux），伽利玛出版社（口袋书版），1981，第475页。

见的，然而却会使砾石破碎、瓦解。酒精、失恋、贫困潦倒、失去梦想、健康受损、灵感枯竭、文学探索遇冷都会为这份"裂痕"增添一层悲剧气息。吉尔·德勒兹曾用极夸张的语言对这部短小的杰作做出评价，称这部短小精悍的作品用声声入心的"榔头般的声音"[1]震颤读者的心灵。生命就是一场超出我们能力范围的战役，我们满身伤痕从中全身而退，宛若从出生之日起，你我的身体上就有一条不停加深的裂痕，它让我们与易碎的瓷器无异，无力抵挡哪怕最轻微的冲击。菲茨杰拉德的小说既引人入胜又让人无力辩驳，宛若厄运。

如此一来，反驳另一条逻辑便成为可能：在生命过程中，不只有毁灭和疯狂，我们拥有自由减缓生命分崩瓦解的速度的权利。所有人变老的速度各不相同，面对死亡，我们甚至拥有某种特殊的能力——自杀。无须像德勒兹一样非要援引安托南·阿尔托[2]、

---

〔1〕 吉尔·德勒兹，《感觉的逻辑》（*Logique du sens*），子夜出版社，1975，第180—181页。

〔2〕 安托南·阿尔托（Antonin Artaud, 1896—1948），法国戏剧理论家、演员、诗人，法国反戏剧理论的创始人。——译者注

马尔科姆·劳瑞[1]、尼采等人的亡灵以便达到与这些大师比肩的水准，同时宣讲"与其说上帝赐予我们的是健康倒不如说是死亡"[2]。其中透露着浓浓的宿命论气息。与情境主义的代表居伊·德波一样，结构主义学派的《法国理论》也带着黑暗浪漫主义的色彩，体现出对支离破碎的命运的痴迷：结构主义学派熟练地将身体的衰退转化为高阶的智力，重塑了柏拉图哲学中有关身体的理论，将其看作真理与健康的阻碍。因为你我皆非永生之物，从生命开始的瞬间起，便随时有可能被死神召唤，在庄严的审判之火中骨化形销。艺术生命催生了两种关于年龄的看法：一种忧郁而悲情，认为年龄中饱含沉重与衰退的含义；另一种灿烂又积极，认为直至生命的尽头，年龄都是创造力与衰老的同义词。用毕加索或米罗[3]的画来诠释后一种理解再合适不过了。

年迈的我们被毫无理由地困在生命之树的最高

---

[1] 劳伦斯·马尔科姆·劳瑞（Clarence Malcolm Lowry，1909—1957），英国诗人、小说家。——译者注

[2] 吉尔·德勒兹，《感觉的逻辑》，出版信息见前，第188页。因呼吸系统感染，吉尔·德勒兹于1995年11月4日跳窗自杀，享年七十岁。

[3] 胡安·米罗（Joan Miró，1893—1983），西班牙画家、雕塑家、陶艺家、版画家，超现实主义的代表人物。——译者注

处无法动弹，只能亦步亦趋地循着它的生长足迹继续升高。若将生命比作一架长长的云梯，随着我们不断向高处攀爬，将渐渐意识到，这梯子的最高处并未倚在墙上，而是悬在空中。充满活力的人会跳下深渊，继续用双腿在虚空中攀登、前进。理应永不止步，理应持续攀登。

第三部分

———— 迟来的爱 ————

第五章　暮色朦胧中的觊觎

我与蒙当[1]同岁。他目睹了我的衰老，我见证了他的成熟。这就是男人。他们只会日渐成熟：白发亦可被称作银丝。皱纹可以雕琢男人，却只会让女人变丑。

——西蒙·西涅莱[2]

"我很清楚自己是个脏兮兮、皱巴巴的老头儿。晚上睡觉前，摘下假牙照镜子时，觉得自己的长相实在很特别。上颚和下颚没有一颗牙齿，也没有牙龈。……难道这就是我自己的脸吗？我不禁愕然。甭说是人类，就连猴子长得都没这么丑陋。

---

[1] 伊夫·蒙当（Yves Montand，1921—1991），法国演员，与西蒙·西涅莱是国际影坛少有的保持长久稳定关系的明星夫妻，二人共同度过了三十多个春秋。西蒙·西涅莱去世后，蒙当失去了生活中的伴侣和事业上的支持者，十分伤感，一度中断拍片，直到朋友三番五次诚恳邀请才重新接片。西蒙死后，蒙当的居室里一直悬挂着亡妻的巨幅照片。——译者注

[2] 西蒙·西涅莱（Simone Signoret，1921—1985），又译茜蒙·仙诺或西蒙妮·希恩奥莱，法国著名女演员，曾凭《金屋泪 / 上流社会》（*Room at the Top*）获得第 32 届奥斯卡女主角奖项，成为奥斯卡历史上第一位获奖的法国演员。——译者注

凭这张脸想博得女人的青睐，纯粹是天方夜谭。……不过，我可以放心大胆地接近美女。尽管自己没有能力，却可以教唆美女去勾引美男，引起家庭纠纷，坐山观虎斗……"[1]

一位七十三岁高龄的老人爱上了自己曾在歌舞剧场中做舞女的儿媳飒子，她让自己的公公对其欲罢不能。老人虽已性无能，却对性有着深深的执念，他在如此高龄依旧能够感受到"各种非正常的、间接施展的性欲的吸引"。日本作家谷崎润一郎（Junichirô Tanizaki，1886—1965）通过老人的日记——这本日记乍一看更像是记录血压、心率、食谱、肢体麻痹情况的医学记录册——向我们展示了年轻少妇对自己的公爹产生的越来越强烈的影响和吸引。这个故事里一直充斥着一对势不两立的矛盾：叙述者身体上的日渐衰弱及对飒子与日俱增的强烈欲望。老人一直用金钱和礼物收买飒子，但获得的回报却微乎其微：她只向他展现出一点细微的亲密——他可以在她洗澡时默默欣赏其裸露的后背，或偶尔抚摸她裸露的足弓。当他意欲拥抱她时，她毫不犹豫地给了他一记耳光，并大声叫嚷道："哦，你这个无赖！怎么当公公的啊！"[2]当他想偷偷在"她丰腴的

---

[1] 谷崎润一郎，《疯癫老人日记》（*Journal d'un vieux fou*），伽利玛出版社（口袋书版），1962，第28页。
[2] 同上书，第63页。

右肩上"[1]轻轻一吻时，左脸又吃了狠狠一记耳光。飒子继续
勾引自己的公公，默许他亲吻自己的足弓。"你一摸我，我就
要使劲擦拭自己，否则我会觉得自己很脏。"但最后飒子还是
允许公公尽情舔舐自己的脚，因为他赠予她一块她觊觎已久、
价值三百万日元的珍贵的猫眼石。

　　每次老人的计谋得逞时都既兴奋又害怕，同时伴有轻微的
心脏不适。飒子虽然嫁给了老人的儿子，但仍旧与另一位情人
打得火热，全然不避讳同样爱慕自己的公爹。后者默许甚至保
护了飒子见不得光的婚外情，以掩家族里其他人的耳目。而飒
子甚至成心用脸颊亲昵地抚蹭一条狗，以激起他的妒忌心，之
后戏谑地窥伺公公的反应。他对一切隐忍不发，为了飒子展现
出的一点点爱意甚至宁愿去死，他对这个女人的迷恋卑微至
极，而后者却对他极尽轻蔑、肆意利用。他越是觉得自己丑陋
又令人厌弃，就越觉得她高不可攀，进而对自己的妻儿越是憎
恶，他对后者始终只有无尽的诅咒。最终，他将自己儿媳的脚
塑成雕像放在自己的坟墓上，以便这位少妇可以永远践踏他这
个愚蠢笨拙的老头子的尸骨……

　　无论是某个老头儿被自己阿谀奉承的小侍女蔑视，还是
某位老爷子被女演员或交际花戏弄，又或者是庸俗的妇人迷

---

[1]　谷崎润一郎，《疯癫老人日记》，出版信息见前，第68页。

上嘲笑挖苦她的年轻小伙子，甚至在《圣经》"但以理书"中试图趁着年轻貌美的苏珊娜沐浴强奸她否则就要将通奸罪嫁祸于她的老者们（《圣经·但以理书》[武加大译本]，第13章）。从莫里哀到田纳西·威廉斯[1]，所有戏剧、文学作品甚至稍后出现的电影作品中无不充斥着觊觎者与被追求者（无论男女）间的强大分歧。夏多布里昂于迟暮之年爱上一位年轻姑娘，后者狠心将其拒绝。亚瑟·史尼兹勒[2]的小说中，年事已高的卡萨诺瓦装扮成年轻的情人，在入夜时分吸引年轻的姑娘。七十二岁高龄的歌德曾在玛丽恩巴德向一位刚刚成年的十九岁少女乌尔丽克·冯·莱维佐（Ulrike von Levetzow）求婚，虽有魏玛大公卡尔·奥古斯特[3]为之担保，但诗人还是惨遭拒绝；五十多岁的美国妇人斯通夫人在罗马爱上了刚刚二十岁的年轻保罗，她为他挥金如土，日日卑躬屈节，眼见着自己的生命"杂乱无章地覆灭，好似正中央的承重杆轰

---

〔1〕 田纳西·威廉斯（Tennessee Williams，1911—1983），本名托马斯·拉尼尔·威廉斯三世（Thomas Lanier Williams Ⅲ），美国剧作家，以笔名田纳西·威廉斯闻名于世。——译者注

〔2〕 亚瑟·史尼兹勒（Arthur Schnitzler，1862—1931），奥地利犹太裔医师、小说家、剧作家。——译者注

〔3〕 卡尔·奥古斯特（Karl August，1757—1828），萨克森－魏玛－艾森纳赫大公。——译者注

然倒塌的帐篷"[1]。达朗贝尔[2]的朋友茱莉·德·莱斯皮纳斯（1732—1776）小姐在四十岁时爱上了比自己年轻的吉尔伯特上校，此人自视极高实际上却资质平庸并无太多过人之处，但吉尔伯特对朱莉小姐的冷漠凉薄最终将后者逼上绝路。直到现在，仍然有许多成熟的英国、法国、德国、加拿大、奥地利女子酒后兴致高涨地在古巴、肯尼亚、海地街头寻找健硕的男子当情人，她们希望从这些年轻人身上获得精力与感情。[3]大自然似乎会报复这种跨越代际的不般配的两性结合。众人的嘲笑自不必说，尤其是针对那些虽已年老色衰但仍旧期待享受欢愉的女性：戈雅曾绘制过一位垂垂老矣、一颗牙都不剩的放荡妇人，她顶着一颗宛若死人的脑袋，但却浓妆艳抹、珠翠加身，好像并未看到时光的流逝；莫泊桑也曾塑造过堕落的女演员形象。对于类似种种的形象，提奥菲勒·德·维奥[4]在 17 世纪曾

---

〔1〕 田纳西·威廉斯，《罗马之春》（又译《斯通夫人的罗马春天》）（*Le Printemps romain de Mrs. Stone*），法语版由雅克和让·图尼耶翻译，普隆出版社，1951。

〔2〕 让·勒朗·达朗贝尔（Jean le Rond d'Alembert，1717—1783），法国著名的物理学家、数学家和天文学家。——译者注

〔3〕 尤里西·塞德尔（Ulrich Seidl）导演的《天堂：爱》（*Paradis: amour*）（2014）及劳伦·冈泰（Laurent Cantet）导演的《南方失乐园》（*Vers le sud*）（2005）均以此为主题。

〔4〕 提奥菲勒·德·维奥（Théophile de Viau，1590—1626），法国诗人、剧作家。——译者注

将其定义为"一种变味的虚假青春，好似变味的爱情的香气"，像是"散发恶臭的盛装骸骨的裹尸袋"。高龄理应代表勤谨克制，对于忘记这一点的男男女女来说，以上论断甚是残酷。雨果是个例外，他在《沉睡的波阿斯》中塑造了一位在夜间欢愉尽兴的老人，在年轻姑娘的爱抚之下他甚至成功孕育了后代。但诗歌毕竟是诗歌，现实还得归于现实。

两性间的不平等与"过期人生"

多丽丝·莱辛在 1983 年创作的《好邻居日记》（*Diary of a Good Neighbor*）中讲述了一位五十多岁的女人在英国的糟心遭遇："有一天，我在加油站停下车。当时驾车时间甚久，所以我感到疲惫不堪，我对工作人员说：'请为我加满（法语的表达为"填满我"，隐晦地表达了"和我做爱"的含义），谢谢。'但他调侃道：'好的，夫人，可我只能填满您的油箱。'"小说家安妮·埃尔诺[1]也讲述过她四十五岁时在巴黎遭遇的盗窃事件。她坦白了自己是如何稀里糊涂地被一个年轻健壮拥有阿帕奇[2]式身材的强盗吸引、蒙蔽，她觉得自己受到"极大的侮辱，

---

〔1〕 安妮·埃尔诺（Annie Ernaux，1940— ），当代法国文坛上有影响的女作家之一。——译者注

〔2〕 阿帕奇人，北美西南部印第安人，以劫掠农民为其特点。——译者注

尤其是抢劫者的技术、手段以及欲望都是被我的手提包调动，而并非为了我的身体"[1]。哲学家莫尼克·康多－斯波珀就此提出质疑："对女人来说为什么重新开始生活如此困难？"[2]

一个无法避免的问题摆在女性面前：在超过一定的年纪后，她们便无权再享受爱的权利和拥有伴侣在侧的生活。大众的普遍观点认为，这些女性并无重新来过的机会：对于她们而言，出生日期远不如人生的过期日期重要。很多人为年龄对两性的不平等愤愤不平：风烛残年的糟老头儿仍能和花季少女勾勾搭搭，但同龄的女性只会被人看作应被淘汰的"老巫婆"[3]、"过期食品"（苏珊·桑塔格）。男子越老越有韵味，女人越老越丑陋。"普通女子随着年龄增长会被驱逐出爱情国度。"[4]对于女性来说，爱情市场在中年时就已崩盘，年轻貌美的少女一定会碾压韶华已逝的妇人。除了极少数个别情况，对于后者来说，她们并无第二次或第三次机会。两鬓斑白的男人和花季少女成双入对是普遍、常见的社会现象，但若将性别颠倒，人们

〔1〕 安妮·埃尔诺，《外部日记》（*Journal du dehors*），伽利玛出版社（口袋书版），1993，第 101 页。马蒂娜·博耶尔－魏因曼曾引用，出版信息见前，第 88 页。

〔2〕《女人的性与生活》，《精神》杂志，2001 年 3—4 月，第 273 期。

〔3〕 苏珊·卡达尔（Suzanne Kadar），《她们年轻……但他们不》（*Elles sont jeunes... eux pas*），桑蒂耶出版社，2005。

〔4〕 同上书，第 90 页。

便无法坦然接受。这就是为什么丈夫被三十多岁仿佛"时间的减速器"[1]般的年轻女子吸引后，被抛弃的妻子会如此愤怒，她们会觉得自己孤苦伶仃、无依无靠。但若伴侣间的年纪相差过大，上一段婚姻中的合法妻子很可能会变成可以倾诉一切的密友或已经完成其历史使命的家具摆设，而年轻的未婚妻则很可能会成为老公的护工或看孩子的保姆。[2]

曾有传言说年过五十的女人一无所有。她们需要面对的孤独感有别于 19 世纪时终日以泪洗面的寡妇，也不同于过去待嫁闺中的老姑娘，但无论哪种都令人肝肠寸断。这种孤独感在 20 世纪 60 年代的道德革命后开始产生，人们认为它保证了肉体享乐中的两性公平，实际上却使不公平延续下来。大自然赐予所有人高涨的情欲，对于绝大多数"第二性"的人来说，对

---

[1] 西尔维·布吕内尔（Sylvie Brunel），《提米蒙之旅》（*Le Voyage à Timimoun*），让－克劳德·拉岱出版社，2010，第 46—47 页。

[2] 丽莎·哈利迪，《不对称性》，出版信息见前。小说笔触诙谐幽默，同时带着距离感描述了爱丽丝（Alice）和著名作家艾兹拉·布莱泽（Ezra Blazer）的结合。爱丽丝风华正茂，只有二十三岁，艾兹拉七十四岁，年龄甚至可以做爱丽丝的祖父，年年期盼自己能获得诺贝尔奖。作者谨慎地描述了两人间的情趣游戏，爱丽丝总是钻入被子，让她年事已高的情人"获得情欲的高潮，欢愉之感喷薄而出像个小喷泉"。作家饱受背痛的煎熬，身体里做过几个支架，几次险些丧命，但他却总对自己每况愈下的健康状态报以自嘲的态度。但爱丽丝对此却异常担心。艾兹拉·布莱泽的形象应该是作者丽莎·哈利迪年少时的情人菲利普·罗斯（Philip Roth）的化身。这本书就是丽莎向他致敬的作品。

肉欲的追逐是一条险路甚至是一片荒漠。她们觉得自己已经过时了，应该独自一人开始人生的跋涉。对此看法的证明毋庸置疑、无可辩驳，更何况女人的平均寿命比男人长五岁，这种不公平也应引起大家的注意（虽然平均寿命的差异从女性进入就业市场、吸烟、饮酒、开始承受与男人同样的压力开始已经在缩小了）。女性的存活时间更长，同时安于孤独但自由的独身生活，然而男性似乎更着急进入一段两性关系，即使是在鳏居之后。[1]

如今，情况正在发生改变：比如法兰西共和国的现总统就娶了一位年长自己二十四岁的夫人。埃马纽埃尔·马克龙在他的任期内在精神领域最主要的创新业绩很可能是他在婚姻关系中的地位。社会道德的基调终究由社会精英决定。文学作品或电影作品塑造了越来越多与年轻的小伙子们陷入情欲纠缠的成熟女性形象，正如与她们处于同样年纪的男子追逐年轻姑娘一样，她们有时也会冒着心碎的风险。在爱情里，不论是谁，一旦有了财富或声望的加持都会变得令人爱慕。一旦一位女士拥有了一定的财富积累、声名或某种身份，她就多了一分不再踽

〔1〕 多米尼克·西莫内（Dominique Simmonet）、若埃尔·德·罗斯内、弗朗索瓦·德·克罗塞（François de Closets）、让－路易·塞尔旺－施赖伯（Jean-Louis Servan-Schreiber），《额外的一生》（Une vie en plus），门槛出版社，2005，第122—123页。

踹生活的机会。然而她们与高龄追逐爱情的男子冒着同样的风险：误会、失望、敲诈或欺骗。[1] 放荡随便的老爷子可以和洛丽塔暧昧纠缠，成熟的女性自然也可以和年轻精神的小哥哥们出双入对。愿这种两性吸引的原动力不局限于情感，还应有利益和野心，以及其他更复杂的初衷，否则，任何事情都不会改变这种关系。人们不会因为有悖良俗就禁止跨代际的感情发生。

在这些"不般配"的关系中——不论同性或异性——让

---

[1] 尤里西·塞德尔导演的《天堂：爱》及劳伦·冈泰导演、夏洛特·兰普林（Charlotte Rampling）主演、改编自达尼·拉费里埃（Dany Laferrière）作品的《南方失乐园》均以此为主题。一些已经不再年轻的女士出发前往南法、马格里布地区、加勒比地区、海地、撒哈拉以南的非洲国家、希腊或意大利南部：她们希望找寻一些健硕的男子只为其能用含情脉脉的目光注视她们，用温柔的臂弯拥抱她们。然而这些男子在她们身上只看到了收入来源，一旦爱情被消费，他们会毫不犹豫地伸出手要钱。她们在柔情与肉欲前左右为难，她们为自己的情人支付薪水却又期待后者是因为她们自身而爱她们。电影《天堂：爱》的故事发生在肯尼亚，女主人公要求酒店的服务员为其口交，后者礼貌地拒绝了她，并因她的无理要求感到窘迫不安。女主人公因此而落泪。同样的悲剧也发生在在同样年龄追逐年轻肉体——不论男女——的男子们身上。这些年轻的情人不停地逃避或欺骗那些白发苍苍的追求者，后者虽在金钱上对他们慷慨大方却让他们感到耻辱。记者、专栏编辑马修·加莱讲述了1978年鲍勃·威尔逊（Bob Wilson）的作品初演时，在包厢里路易·阿拉贡在高傲招摇的雷诺·加缪（Renaud Camus）身边的表现。年事已高的诗人阿拉贡睡着了：雷诺·加缪生气地用肘击了他几下，毫无效果。之后雷诺向人群中投去会心的眼神，仿佛在说：人必须得老。《1974—1986年日报》，出版信息见前，第69—70页。

人无法接受的是理应羞于存在的性欲。在超过了某个年龄界限后，年长的一方被认为应安分守己地扮演好自己祖父母、老妇人、族长、长辈的身份。公众舆论希望这些不再年轻的老人能安分守己，承认自己生理上的欲念不合礼俗，承认对美色的追逐是贪婪的色心。不得不承认，在这一点上，大自然与社会成见对女性更为苛刻。通常情况下，人的性欲应随年龄的增长而降低，与其"生命价值"一样。根据收入，"生命价值"已经在保险合同上被白纸黑字地明确出来。[1] 婴儿的保险额肯定远高于六十岁的老者，美国人的保险额也会高于非洲人或亚洲人。我是一笔随着年龄增长而不断贬值的财富，在经过某个年龄节点后，我就像废品一样，到时候会根据行情对我进行估价。刚刚开始的生命比行将结束的生命更"值钱"。但这并不意味着快要走到尽头的生命一文不值，垂垂老矣的病人一样值得被救助，超过六十五岁以上的老人一样有权利接受器官移植。不能像某些信奉马尔萨斯主义的人那样借着生态学理论的

---

[1] 若对此问题感兴趣，可以参见弗朗索瓦-格扎维埃·阿尔布伊（François-Xavier Albouy）的著作《人的价格》（*Le Prix d'un homme*），格拉塞出版社，2016，及丹尼斯·凯斯勒（Denis Kessler）在罗歇-波尔·德罗瓦（Roger-pol Droit）主编的合集《如何看待金钱？》（*Comment penser L'argent?*）中的文章《人类生命的经济价值是什么？》（"Quelle est la valeur économique de la vie humaine?"）。《如何看待金钱？》，世界出版社，1992，第310页起。

名义鼓吹相反的观点。[1]

年龄的增长不过是为"被拒绝"这个漫长的故事续写了新的篇章。从 20 世纪 60 年代起，随着年龄的增长，爱情的自由也一同被献祭。老年人和爱情中被冷落的一方承受着同样的痛苦，即被回绝的不幸。要知道，被社会遗弃这件事从很早就开始了。从少年时期懵懂的爱情起，市场经济的概念就可适用于爱情。每个人在爱情的交易中都有一个评分，这个分数以外形、社会地位、财富为依据。分数喜人的人身后追随的求爱者不计其数，分数不堪的人在寻爱之路上则会到处碰壁。后者注定失败，从出生之日起，他们就是爱情市场上的旁观者。歌手朱丽叶曾唱道："我无能为力，我毫无办法，我从未受过好运的眷顾，我步履维艰，我清楚诸事皆会不顺（……）我的人生中只有苦难，我在人间孤苦无依……"[2]两性之间的爱情游戏要遵从一些规矩，这些规矩完全由个人喜好决定，因此更加无可辩驳。事实上，在爱情自由的大旗下，隐藏着一系列你我心

----

〔1〕 让－马克扬科维奇（Jean-Marc Jancovici），Socialter 杂志，2019 年 7 月刊。关注人口增长的作者解释道："在西方国家，存在一种合理且无痛的控制人口增长的方式。在救助高龄病患时只动用部分措施，比如英国，对于超过六十五或七十岁的病患将不再为其进行器官移植手术。"

〔2〕 朱尔丁·努尔丁（Juliette Noureddine）、亚历山大·萨洛（Alexandre Tharaud），歌曲《我无能为力》（*J'ai pas su y faire*）（与莫里斯·伊万（Maurice Yvain）联合创作），专辑《屋顶上的牛》（*Le Bœuf sur le toit*），维京古典，2012。

照不宣的禁忌，但却从未有人明示、揭发。

在爱情中被粗暴地拒绝确实令人痛苦，但不能将此归咎为国家机器或某个社会阶层的恶毒，这完全取决于我们自己。在西方国家，人人均可享有的性欲其实将很多人排除在外：到处被鼓吹的"爱情自由"实则是向无名之辈和丑姑娘们下达了安于寂寞与悲惨命运的命令。当代社会一直鼓吹性交达到高潮后的快乐拥有的强大魔力，但这对无法享受性事的人——如单身者、老人或其他因种种原因无法享受性事快感的人——来说无疑是一个巨大的惩罚。享乐主义似乎成了唯一标准，这使得上述群体的失望与挫败感更加强烈。20世纪下半叶出现的爱情自由对于弱势群体和妇女来说也非常残忍，它们是爱情游戏中的最大输家。有时，这些被剥夺了爱情权利的人想重新回到游戏中去，他们对加之于他们的种种歧视奋起反抗，首当其冲的要数对老年人的歧视。不论男女，畏惧衰老的一大征兆是：人们开始仔细剖析亲朋好友身体上的缺陷，以此转移众人的注意力，让大家忽视我们自身身体的衰弱。人们会仔仔细细相互窥视，以便搞清自己的状态在众人中的排名。

年过五十后需要克服的禁忌是什么？不要冒犯羞耻心，但可以得罪可笑的人。什么？您还拘泥于构成人类心理的冲动和欲念吗？面对同一事件，我们可能会在放声大笑与勃然大怒之间犹豫不决。但粗俗下流的糟老头儿和放荡淫乱的老太太一样让人厌恶。对于这些人来说，性是应该被彻底粉碎的失礼行为。然而，认为人们在晚年终于从激情的迷乱中脱身的观点是个彻头彻尾的错误：六十岁时的爱情与二十岁时并无差异，你我除了年岁增长本质上并无改变，但在其他人眼中我们确实变了。奥斯卡·王尔德曾说："老年的悲剧在于我们永远年轻。"虽已年老，但人们心中依旧存有同样的骚动、感伤和疯狂的向往，这些追求从今往后将被某些禁忌束缚。七十岁的人的思想并不比十五岁的孩子更理智，甚至会更不合理。老年人爱情失败的痛苦远没有年轻情侣的高尚，它只是不合时宜的存在。2019 年春天，著名歌手麦当娜在图京（Instagram）上发布了一张裸露胸部的照片，那时她刚刚庆祝过自己的六十大寿。她的拥趸对此大加赞赏，其他人却观点不一。有些人认为发布类似的照片非常可耻，有损应属于那个年龄的庄重，另一些人则对此大为赞同。一位法国网友疾呼："我姥姥绝对不会这么做！"但对于年龄可以当祖母的女人们来说，她们敢于展示自己的身体、不因自己的身体感到耻辱难道不是进步吗？

高龄蕴含两种乌托邦：一种消极颓丧，认为高龄不过是死亡的前奏；另一种积极乐观，认为高龄是一片人们未必可以到达的乐土，在那里人们终将从性欲与内心的骚乱中解脱。超脱了某些界限后，感官的平静终会来临，就像暮色降临后乡野终会被黑暗笼罩一样。风姿消逝的年轻姑娘、发福的美男子、谢顶的"干爹"[1]、玩儿累了的花花公子及上个世纪初风姿绰约的迟暮美人终将在迟到的超脱心态中缅怀自己逝去的美貌与青春。人至晚年，终于可以实现弗洛伊德曾描绘出的全人类共同的梦想：消除性欲[2]，这是区分两性之前的理想状态。正因为人们内心向往禁欲，才会将这种向往投射到和谐安详的伊甸园中的人物身上。正如这些人一样，我们希望告别自己内心的躁动，感受控制一切激情的激情。——德尔图良[3]曾说："还有什么比厌倦快乐更大的幸事呢？"塞涅卡早就提出要尽早与肉体的欢愉告别："性快感稍纵即逝，它既脆弱又易引起反感；人们越是贪婪地索取快感，它便会越早退化，随之而来的是必然出现的悔恨和耻辱。"[4]1993 年，科幻小说作

---

〔1〕　sugar daddies，也被称作"甜心老爹"，指对年轻姑娘慷慨大方的好色阔佬。

〔2〕　弗洛伊德，写给弗利斯（Wilhelm Fliess）的信："那些主张将人从性的强大束缚中解脱出来的人，虽然话说得愚蠢，却应该被看作英雄。"2017 年 1 月 28 日的《世界报》上有一句话表达了同样的观点："人们期待老年人抛弃人世间的一切享乐，因为他们拥有使他们不受强烈情感影响的智慧……若人们相信老年人不再做爱，那是因为我们希望从性中解脱出来。"马伊娅·玛洲海（Maïa Mazaurette）。

〔3〕　德尔图良（Tertullianus，约 160—约 225），又译特图里安、特土良，基督教著名的神学家、哲学家。因其理论贡献被誉为拉丁西宗教父和神学鼻祖之一。——译者注

〔4〕　塞涅卡，《道德书简》（Bienfaits），伽利玛出版社，Tel 丛书，1996，第 212 页。

家亚瑟·克拉克[1]就曾言之凿凿地预言道：人类如今正在进行的性行为六十年后将不复存在。疲劳会迫使我们放弃欢愉，这种欢愉在死后将灰飞烟灭，如此想来还挺令人安心的。拉罗什富科[2]曾说："老年人总是喜欢给出好的建议、避免树立错误的榜样。"老年人将曾经定义"高贵野蛮人"[3]的特征都集中在自己身上：他们坚定地站在所有错误探索的对立面上。

淫欲的桎梏

按照柏拉图的说法（《理想国》，329b），索福克勒斯在八十岁高龄时终于从"淫欲"这个"易怒又野蛮的主人"毫无人性的桎梏中脱身，对此他感到非常欣慰。这种感觉与推翻暴君专制统治的人民、终于获得自由身的奴隶的喜悦一样。西塞罗也曾引用索福克勒斯的话，他说道，自己因得以摆脱维纳斯

---

〔1〕 亚瑟·查理斯·克拉克（Arthur Charles Clarke，1917—2008），英国科幻小说家。其科幻作品多以科学为依据，小说里的许多预测都已成现实。——译者注
〔2〕 弗朗索瓦·德·拉罗什富科（François Ⅵ，Duc de La Rochefoucauld，1613—1680），法国公爵，又称马西亚克亲王，17世纪法国古典作家。——译者注
〔3〕 "高贵野蛮人"（英语：Noble savage，法语：Bon sauvage），是一种理想化的土著、外族或他者（Other），也是一种文学著作中的定型角色。——译者注

的影响，摆脱"爱"这个"粗鲁又无理的主人"[1]的束缚而感到异常幸福；他承认自己对于禁欲的赞赏，因为它可以消除激情与冲动带来的苦恼。在他看来，智者理应生活在感官的平和中，摆脱对荣耀的饥渴。然而西塞罗自己在大肆宣扬自己的建议与观点时却对年轻的普布里利亚（Publilia）萌生爱意，后者当时年仅十四岁，最终这位雄辩家娶之为妻。[2]人们认为八十岁是回归贞洁的绝佳年纪。维克多·雨果、毕加索在八十岁后仍然有一些昙花一现的交欢行为，这无疑是他们在这个年纪依旧宝刀未老的证明。帕拉丁公主（princesse Palatine）——法国"伟大的世纪"[3]著名的"饶舌妇"[4]，人们曾经问她，女

---

〔1〕　西塞罗（Cicero），《论老年》（De la Vieillesse），嘉尼埃-弗拉玛尼翁出版社，1967，第36页。

〔2〕　加布里埃尔·马兹涅夫（Gabriel Matzneff）曾在《法拉里斯的公牛》（Le Taureau de Phalaris）一书中引用。《法拉里斯的公牛》，圆桌会议出版社（La Table Ronde），1987，第284页。在勒内·谢黑（René Schérer）的文章《和谐的老年》（Vieillards d'harmonie）中也有引用。《和谐的老年》，《柱廊杂志》（电子版）第21期，2008年。

〔3〕　法国"伟大的世纪"即17世纪，是法兰西王朝称霸欧洲的时期。——译者注

〔4〕　帕拉丁公主，即伊丽莎白·夏洛特（德语名称：Prinzessin Elisabeth Charlotte von der Pfalz，1652—1722），昵称莉泽洛特。她是奥尔良公爵菲利普一世的第二任妻子，她也是后来的法国摄政王奥尔良公爵菲利普二世的母亲。她的书信有很高的价值，这是由于她有时对法国宫廷生活的描述非常直白，因而具有文化和历史价值，这也是巴洛克时期最著名的德语文本之一。——译者注.

人的欲望何时才会消退，她答道："我又如何知晓？我才不过八十岁。"这当然是句玩笑话，但也许其背后也隐藏着值得深思的真相。许多女性艺术家、作家很晚才体会到爱情、激情甚至爱情中带着醋意的甜蜜，她们并非例外，而是先锋：比如科莱特[1]与比她年轻十六岁的莫里斯·古德盖[2]；玛格丽特·杜拉斯和小她三十八岁的扬·安德烈亚[3]（后者是前者的遗嘱执行人，且一生都被这场恋情深深地影响）；多米尼克·罗兰[4]与菲利普·索莱尔斯[5]等。

对于很多人来说，性欲绝非妙事，而是与不受约束的人的现代梦想背道而驰的骇人烦心事。佛教认为欲望即是痛苦，因为欲望即不知满足。生活在3世纪的希腊神父奥利金[6]，基督教史上的重要人物曾自阉以求尽快升入天堂。没必要效仿

---

〔1〕西多妮-加布里埃尔·科莱特（Sidonie-Gabrielle Colette，1873—1954），法国著名女作家。——译者注

〔2〕莫里斯·古德盖（Maurice Goudeket，1889—1977），法国商人、记者、作家。——译者注

〔3〕扬·安德烈亚（Yann Andréa，1952—2014），法国作家、演员。——译者注

〔4〕多米尼克·罗兰（Dominique Rolin，1913—2012），比利时小说家、作家。——译者注

〔5〕菲利普·索莱尔斯（Philippe Sollers，1936—），法国当代著名小说家、评论家、思想家。结构主义思潮的思想先锋之一。——译者注

〔6〕奥利金（Origen，约185—254），又译俄利根，古代东方教会最著名的教父，亚历山大学派的主要代表，希腊神学史上最有影响的教父。一生致力于校勘希腊文《旧约》和注释《圣经》。——译者注

他的极端行为，我们可以在少年时就主动熄灭自己所有的欲念，效法最早期的基督教徒践行的"放弃肉身"（彼得·布朗）的行为以期获得"永福"。性别——生而为男人或女人——在圣·安布罗斯[1]看来是将你我与神圣的耶稣基督——即将普通人与完德彻底隔绝——区分开来的最重要的创伤，只有禁欲可以消除堕落的产物和其造物主之间的界限。（如今，来自美国的类似理论不过是对欧洲文化中针对身体和性别区分的憎恨的重述而已。）

不论男性还是女性，年老之后就会进入给生命做减法的迷人时期。留给他们用于情感混乱的时间已经不多了。对所有人来说，治疗放纵性欲的良药在于高龄幸福的一面。诚然，许多年迈的夫妻在肉体上已无悸动与激情，肉体交合的次数寥寥可数。但并非所有夫妻皆如此。肉体欲望不会消失，年过六十，甚至七八十岁的健硕老者仍旧对性有着迫切的需求。并非所有人都立志从性中解脱，有些人希望将肉欲的快乐尽可能延长。至少存在两种形式的幸福：一种平和安定，另一种强烈浓郁。前者即摆脱痛苦，后者旨在追求强烈的满足感。这两种幸福可以在不同时期交替出现于同一人身上。在第一种情况下，舒适

---

[1]　圣·安布罗斯（saint Ambroise，340—397），罗马人，古代基督教拉丁教父，米兰大主教。——译者注

感来源于压力的平息。在第二种情况下，幸福感来自对美妙感受的追求。前者通常与成熟相对，而后者则与年少的血气方刚相对。但是，"随年龄而来的偶然性的懊悔"（蒙田）有时从少年时代就会显现，而到人生的后半程，少年时代的特点又会重现，既像内疚也像奇迹。像古时的某些学派一样，有些人希望消除贪欲，将灵魂从性爱的嘈杂中拯救出来；或者，正相反，有些人因内心的悸动而欢愉，因为正是这种强烈的冲动将我们与这个世界的诱惑力拴在一起。

任何时期，人都可以在强烈的肉体折磨和平淡的安详感中进行选择。困难也正植根于此：漫长的壮年时期一直被强烈的欲望贯穿，同时，不能让这欲望显现出来。随着青年时代的元气渐渐消散，肉体本应渐渐变得温和、平静。但是，你我并不知道身体的能力界限在哪（斯宾诺莎），它到底可以做出什么样的出格举动。人类身体的潜在能力远远超出了我们的想象。正因如此，在米歇尔·龚达[1]看来，有些人对身体的无限潜能深信不疑，故而效仿萨特，终其一生都在尽量"将身体物尽其用"。

---

[1] 米歇尔·龚达（Michel Contat，1938— ），瑞士裔法籍学者、作家、文学评论家、电影工作者、记者。——译者注

比你我优秀的英雄

活着，理应仰慕比自己优秀的人，以出类拔萃的同类——不论性别，他们的行为为我们带来力量与希望——为榜样。这也是为什么，相比杜撰的传奇故事，人们通常更愿意阅读人物传记：跌宕起伏的人生轨迹总让人欲罢不能。这些传奇存在的大起大落意义重大且会映射你我的人生。西塞罗在其对老年的颂词中指出：不经意地瞥一眼"老年"一词，也许只能看到疲惫与孱弱，但这个年龄段中也有出类拔萃的人。人们满怀热情地研究这些人，以便深入了解人生中这个至关重要的节点。一个可以充当榜样的人的价值等同于所有哲学准则的总和。年龄上逐渐成熟有两种呈现形式：要么如同让我们突然坠落至伤心之地的悬崖，要么如同指向人生尽头的坡度和缓的草地。但即使是缓和的下坡路也会遭遇各种各样的惊跳或颠簸。优秀之人在众人心中激发的尊敬并非仅仅依靠得以持续的突出成就（伊曼努尔·康德）。人们对这些名人志士的推崇——如西蒙娜·薇依、克洛德·列维－斯特劳斯、玛格丽特·尤瑟纳尔[1]——与其不惧逆境的品质息息相关。伟人之所以能够成为人类的榜样并非由于他们年长，主要原因在于其生命中蕴含的与众不同与意外惊奇。人们在创作领域获得的震惊之感最为强烈。已过"杖朝之年"的电影导演并不鲜见：克林特·伊斯特伍德、伍迪·艾伦、罗曼·波兰斯基[2]等。他们在八十岁高龄仍在电影领域不辍耕耘，打破了大众对于年龄的偏见。九十八岁的高龄老人埃德加·莫兰[3]，仍继续发表作品；葡萄牙著名导演曼努艾尔·德·奥利维拉[4]年过百岁后仍在继续拍摄电影；著名钢琴家玛塔·阿格里奇[5]八十岁时仍在演奏；著

---

[1] 玛格丽特·尤瑟纳尔（Marguerite Yourcenar，1903—1987），本名玛格丽特·德·凯扬古尔（Marguerite de Crayencour）。法国诗人、小说家、戏剧家和翻译家。——译者注

[2] 罗曼·波兰斯基（Roman Polanski，1933—），波兰犹太裔法国导演、编剧、制作人。曾获第75届奥斯卡金像奖最佳导演奖、第55届戛纳国际电影节金棕榈奖、第16届柏林国际电影节金熊奖、第32届美国电影电视金球奖最佳导演奖、两届英国电影学院奖最佳导演奖、第60届柏林国际电影节最佳导演奖、第23届欧洲电影奖最佳导演奖、四届法国电影凯撒奖最佳导演奖、第50届威尼斯国际电影节终身成就金狮奖。——译者注

[3] 埃德加·莫兰（Edgar Morin，1921—），法国当代著名思想家、法国社会科学院名誉研究员、法国教育部顾问。

[4] 曼努艾尔·德·奥利维拉（Manoel De Oliveira，1908—），葡萄牙最为德高望重的电影大师。——译者注

[5] 玛塔·阿格里奇（Martha Argerich，1941—），阿根廷钢琴家。——译者注

名雕塑家、造型艺术家路易丝·布尔乔亚[1]一直工作到生命的最后一刻；钢琴家马夏尔·索拉尔[2]九十岁高龄时还曾举办过演奏会。这些人用自己的实际行动打破了高龄带来的束缚，让人觉得老年几乎是值得期待的人生阶段。作为人类派驻"高龄"这片遥远大陆的特使，这些伟人传话给我们：人步入老年后，生活中不仅有疲乏之感，也有无限可能，甚至是无法预见结果的可能。这些人是真正的先锋，引领一众受惊顽抗的普罗大众在生命之路上勇往直前。

过分的要求

如果说长大成人意味着学会将各种欲望区分主次，那么人过中年后，则反过来需要培养欲望。笛卡尔曾说：应努力征服自己的欲望而非改变世界的秩序。但被征服的欲望还会偷偷摸摸地回来，并在顷刻之间颠覆世界的秩序。正因此细微差别，

---

〔1〕 路易丝·约瑟芬·布尔乔亚（Louise Joséphine Bourgeois，1911—2010），法裔美籍雕塑家、造型艺术家、画家、批评家与作家。——译者注
〔2〕 马夏尔·索拉尔（Martial Solal，1927—），法国爵士钢琴演奏家、作曲家。——译者注

在过了一定的年岁后，人们应该隐秘前行，将自己内心的情感仔细包裹好。为此需要阿谀逢迎，或是借用旧制度下流行的短语"讨人欢心"[1]。这一过时表达令"新女权主义者"作呕，如今我们更愿意称之为"la galanterie"（意为对女子殷勤有礼），但无论对男士还是女士来说，阿谀逢迎好像都失掉了它的重要性。上了年纪的男女应该表现出与年龄相衬的优雅与气质，而不是照搬青少年的热血与莽撞。老年人可谓爱情中的改宗换教者，他们不得不伪装、掩饰身上的某些特征以期被接受。在这个年纪，身体的欲望应该被掩藏，否则就会被贴上"老不正经"的标签。年老的一大弊端就是经常变得放肆无礼、自我约束力荡然无存。一个陌生人跟您搭讪，以莫须有的共同好友为幌子，或借口你们同月同日生，就在您的桌边一屁股坐下来赖着不走。您会有确实在人行道上曾与此人擦肩而过的错觉。

"为什么会这样？"当我们看到那些完全不登对的情侣时经常会发出这样的质疑。俊俏的姑娘小伙和令人厌恶的老家伙们生活在一起，活力四射的胴体旁是走形变样的老皮囊。美女配野兽，可人儿配烦人鬼。面对这样的情侣，我们的美学神经跃跃欲试、急欲反抗，同时还有那么一丝嫉妒与醋意。许多男人认为自己不会变老，他们自认为在年过五十后还和年轻小伙子

---

[1] 原文为"faire sa cour"，特指讨女人欢心，追求女子。——译者注

一样有魅力。他们尽心打扮、追求完美，秋波从眼中漫溢而出，贪婪地吸引着淫欲觊觎的目标。但刻意释放诱惑的男子经常失手。卖弄风情的老妇人认为自己的魅力无法抵挡，她们施媚撒娇，有些确实能够诱惑自己的"猎物"。帅气的老头儿仍在坚持，他们信奉"精诚所至，金石为开"，坚信自己能够打开美人的芳心。这两种人都被自负蒙了双眼，错将无礼与不合时宜当作诱惑的手段。"只要我想，他或她就会自己送上门来。"求爱失手后，这些老人只能这样自圆其说、自我安慰。昨日支撑他们的自恋，如今毁了他们。不得不承认，在这方面，男性更悲怆：脑后低低扎着发髻的大爷们身后总不乏年龄可以做他们女儿甚至孙女的姑娘。她们总是希望在自己的情人眼中展现永恒的青春。像雄蜂一样围着年轻姑娘们打转的老头子脸上带着自负的微笑，言谈举止中流露出略显夸张的礼节，满嘴浮夸的恭维话……他们可都是些顶级好手。人们任其如此行事，就像是过去风俗的例证，反正他们的行为也不会带来任何后果。从某个时刻开始，孔雀的舞蹈会变成阉鸡的滑稽动作。随着老爷子们体内的荷尔蒙分泌越来越少，他们要吃的药剂也变得越来越多……如果将药剂减少，就无法唤醒足够的荷尔蒙。

　　从某个年龄开始，想要发表放肆言谈的欲望也越来越高涨。婴儿潮时期出生的男男女女仍旧过着随意的生活，虽然已满脸皱纹，他们却还认为自己活力无限。变老是妥协，而妥协总以意志消沉、身形像荒芜土地一样无人照管开始。流逝的时光让一个顶天立地的人变成一根只会吃喝的消化道，但聊胜于无。人活得久了，生活里除了吃喝还剩什么呢？米歇尔·图尼埃[1]指出，在时间长河中前进不外乎两种方式：变胖或变瘦。一些人随着年龄增长慢慢变胖，脸颊像充气似的鼓胀，皮肤上布满细小的肥胖纹；另一些人变得日益干瘪，身形越来越像葡萄藤，脸颊凹陷、瘦骨嶙峋。变胖的人皱纹并不明显；干瘪瘦弱的人皱纹"宛若刀割"，整个身体就是一副皮包骨的嶙峋骨架。不论我们是在身形日渐臃肿中老去，还是在日渐消瘦中老去，也不论我们年轻时苗条老来变胖还是曾经肥嘟嘟老来变瘦，总之，接受自己变老的样子都绝非易事。于 20 世纪 70 年代成长的那代人更愿意接受自然状态的举止而非矫揉造作的生活方式，因此，这些人中不乏六十岁后还继续保持年轻时的"怪相"的人——松松垮垮的衣服，脏兮兮的 T 恤，皱巴巴的牛仔裤、超短裙或紧身短裤。他们一定是想穿上自己三十岁的衣服，让自己看上去还像个三十岁的年轻人。自由放任让他们肆意展现自己的傲慢、挑战其他人视觉上的普遍标准和大众观

---

〔1〕 米歇尔·图尼埃（1924—2016），他曾在德国大学、法国电台和出版社工作。法国著名作家，当代著名的新寓言派文学的代表人物，曾获法兰西学院小说大奖、龚古尔文学奖。1972 年被选为龚古尔学院院士。——译者注

念中对外形的独裁评判。他们竭尽全力保持年轻，但他们确实已经年老，所有人对此都心知肚明，除了他们自己。

流连于姑娘堆的老头儿们认为自己和种马一样强壮，风情万种的大妈们希望自己子宫的活力配得上自己"交际花"的名号。但是，唐璜已经弯腰驼背，梅萨琳娜[1]也已疲惫不堪。不断增加的年龄带来的悲剧是：若无陌生人指点迷津，我们永远意识不到自己的变化。萨特曾经诗意地说：女人拥有美丽的物品是为了忘记自己的丑陋。有些人自认为放荡不羁，实则不过是一些老来喋喋不休的下流鬼。"难道我有什么变化吗？我不始终是卡萨诺瓦吗？如果是的话，为什么不为我废除衰老这条所有人都无法逃脱的可恶自然法规的束缚呢？"[2]阿图尔·施尼茨勒[3]在作品中借六十岁的卡萨诺瓦的嘴如是说道。自我中心主义者的言论即是如此，真是让人哭笑不得。

---

〔1〕　瓦莱丽亚·梅萨琳娜（Valeria Messalina，25—48），罗马帝国皇帝克劳狄一世（Tiberius Claudius Drusus Nero Germanicus）的第三任妻子，是荒淫、虚荣、不道德的象征。——译者注

〔2〕　阿图尔·施尼茨勒（Arthur Schnitzler），《卡萨诺瓦还乡记》（*Le Retour de Casanova*），法语版本由莫里斯·雷蒙（Maurice Rémon）翻译，纯文学出版社，2013，第115页。

〔3〕　阿图尔·施尼茨勒（1862—1931），奥地利剧作家、小说家。维也纳现代派的核心人物，德语现代派文学最杰出的代表之一。——译者注

牛皮大王和牢骚鬼

人可被分为极富个性且相互对立的两类：牛皮大王和牢骚鬼。不论性别，前者总是吹嘘自己身体健康、事业有成、性器官勃起无障碍，令人飘飘欲仙的性欲高潮轻易即可获得，他们总说自己完全感受不到时间流逝的残忍。他们高谈阔论、夸夸其谈，带着怜悯看待自己的同龄人，嘲笑他们喋喋不休的诉苦行为。牛皮大王是医院急诊室的常客，各种各样的疾病让他们日渐衰弱。然而，他们会坚持起身，说自己健壮得很，之后疾病再次复发。他们吹牛夸口的行为中蕴含着某种形式的英雄主义，若某日他们的内脏梗死或得了某种癌症，他们一定会光荣赴死，绝对不会向命运低头。牢骚鬼则完全相反，他们好像每天都会得一种新的疾病，三天两头往医院跑。从二十岁开始，他们就觉得下周便是自己的死期，这种感觉已持续整整四十年。他们总是病恹恹，却比那些身体没什么毛病的人活得长久。他们浑身上下没有不疼的地方，总是希望别人同情自己的命运，不允许任何人在他们面前谈论自己的不幸。因为别人的痛苦永远比不上他们的严重。您的癌症和他们的风湿病无法相提并论，您的心包炎和他们的肺栓塞相比简直就不算是病。他们把我们都熬入了土，一旦有朋友去世，还会抱怨说没人可以倾诉痛苦了。

第六章　死神阴影下的肉欲之爱与神圣之爱[1]

"无论您是否相信，萝拉小姐总会对上年纪的男性倾心。不止于此……"

她将拇指、食指捻在一起摩擦。

"……而是因为她心地纯良。年长的先生们相较于其他人更需要被温柔相待。"

——亨利希·曼[2]

如今这个年岁再重温迈克·尼科尔斯[3]1967年执导的大

---

〔1〕 希腊语中对应"爱"的概念有四个单词：agape，指神的爱，即无条件的爱，给予的爱。这种爱的方式会牺牲自己使他人受益。Eros，是指肉体的爱，必须要对付感观上的诱惑，自己要得服侍或自己接受享乐。肉欲之爱会牺牲别人来满足自己的私欲。另外两种爱分别是 Astorgos，单方面的抚爱，程度不深；Phileo，指的是在精神领域里的关爱或友谊，是人本身最高层次的爱，可以指父母、兄弟般的爱。——译者注

〔2〕《垃圾教授》(*Professeur Unrat*)，格拉塞出版社，"红色笔记本"系列 (Cahiers Rouges)，2008，第101—102 页。

〔3〕 迈克·尼科尔斯 (Mike Nichols，1931—2014)，美国著名导演。1967 年凭《毕业生》一片赢得奥斯卡最佳导演奖；电影以外，在演艺界其他方面亦赢了不少奖项，包括艾美奖、托尼奖和格莱美奖。——译者注

获成功的电影《毕业生》会觉得略显奇怪。若在二十岁时，我们定会毫不犹疑地爱上达斯汀·霍夫曼[1]扮演的男主角——一个穷困潦倒的小伙子，在即将成为别人的贵婿之前和自己的岳母上了床，在婚礼前夕"绿"了自己的未婚妻。随着年龄的增长，我们会对电影中"母亲"的角色产生兴趣（该角色的扮演者安妮·班克罗夫特[2]在拍摄时只有三十六岁）。"母亲"和自己未来的女婿共赴巫山，毫不在乎如此一来会亲手毁掉自己的家庭。不得不说，这是个坏角色。她犯下了双倍的罪孽：一来，她对自己的丈夫不忠；二来，她不顾自己的年龄依旧心怀欲望，与亲生女儿的未婚夫纠缠不清（如此一来，整个影片都被乱伦与对抗的主题笼罩）。这正是这部影片的价值所在——针对同一事件，呈现出不同人物的思考。影片既捍卫了成长的烦恼又维护了青年人的爱情，同时为中年以后的欲望与激情辩护。在影片结尾，当一对年轻的璧人跳上巴士逃跑时，他们的笑颜突然凝固，这也从一个侧面影射了真正的婚姻生活——

---

〔1〕　达斯汀·霍夫曼（Dustin Hoffman，1937—），美国演员、导演。曾获得第52届奥斯卡金像奖最佳男主角、第61届奥斯卡金像奖最佳男主角、柏林国际电影节终身成就金熊奖、威尼斯国际电影节终身成就金狮奖等。——译者注

〔2〕　安妮·班克罗夫特（Anne Bancroft，1931—2005），原名安娜·玛丽亚·路易斯·伊塔里亚诺，美国女演员、导演、编剧。曾获第35届奥斯卡金像奖最佳女主角奖、第17届戛纳国际电影节最佳女演员奖、第10届圣塞巴斯蒂安国际电影节最佳女演员奖等。——译者注

充满欢乐又不乏可怕的重担。1971 年上映的电影《哈洛与茂德》（*Harold and Maude*）同样既大胆又撩拨人心。故事的主人公是一位来自加利福尼亚的游手好闲的年轻男孩，刚刚度过青春期的他醉心于自杀。他的母亲为他介绍了很多姑娘以便分散他对自杀的痴迷，而他却在姑娘们面前表演割腕，或者用未开刃的刀子表演剖腹旨在吓退她们。后来，男孩爱上了性格开朗搞怪的茂德，但这是一位八十岁的老妇人，她曾被关押在集中营，热衷于看人下葬和盗窃汽车，最终服毒自杀。[1]《1942 年夏天》[2]（*Summer of 42*）也是一部不得不提的影片，片中讲述了"二战"期间十五岁少年在南塔克特岛（Nantucket）上度假的动人故事。他急于献出自己的童子之身，奋不顾身地爱上了一位三十岁的少妇，少妇的丈夫远赴沙场并最终在欧洲战场丧命。她许了少年一夜柔情之后便消失不见。不论是勾引女婿的岳母、性格怪诞的八十岁老妇还是引导少年初尝禁果的启蒙者，这三部影片均用巧妙的方式将爱情的复杂呈现得淋漓尽致。在性别革命的独断主义影响下，这三部影片均成功地描绘

---

〔1〕《哈洛与茂德》（1971），哈尔·阿什贝（Hal Ashby）执导，科林·辛吉斯（Colin Higgins）编剧，凯特·斯蒂文斯（Cat Stevens）负责影片音乐创作。该片在某些国家被定级为"18 岁以下禁止观看"。

〔2〕《1942 年夏天》（1971），罗伯特·马利根（Robert Mulligan）执导，赫尔曼·罗谢（Herman Raucher）编剧，米歇尔·勒格朗（Michel Legrand）负责影片音乐创作。

出存在于年轻少年与成熟妇人间的曲折情欲。

暮年的品鉴人

　　婚姻存续时间长的夫妻仍是多数，在无数次争吵和婚姻危机后，他们有幸享受一种从未间断的陪伴关系；鳏夫或寡妇再婚则是在由高龄带来的品质——宽容——的影响下才得以实现的事件。鳏寡老人再婚不过是二人共同生活的一种形式，不论两人的关系平淡如水抑或热烈如火，这段关系里最突现的特征便是"容忍"——容忍彼此的不完美。人们对身体的期待更小，对精神的期待更大。在爱情里，你我总是更看重双方精神的契合和爱人的柔情。

　　换句话说，为解决看待欲望的不公正态度，除了提高女性经济、政治地位外也应改变大众对"时间的标签"的看法。对两性关系态度开放、淡定的新女性形象并非只出现在某些无病呻吟的文学作品中，而更多地出现在网络的匿名世界中。在虚拟世界中，百事无禁忌，所有人都可隐藏在虚假的网名背后，无论多么令人不齿的欲望都可以被毫无愧疚地向缺爱的对象表达出来，不论其年龄几何。在网上，寻找灵魂伴侣的人和寻找昙花一现的交往对象的人一样多。社交网络更加速了该现象的发酵：男男女女在极度的放纵中献出自己的身体。他们知道如何让自己看起来更具吸引力，也知道如何让索然无味的疲惫身躯变得香艳诱人。[1]

在任意一种人类族群中，都会有一部分男男女女被高龄者吸引。不妨将这种特殊爱好归功于衰老中蕴含的模糊的庄重感——对辉煌过去的回忆和生命行将没落带来的痛苦交织在一起。永恒中包含着脆弱与衰老的魅力：干瘪的皮肤、高雅的皱纹、被时间雕琢过的身体都变得独特。在大众审美标准下看来理应厌弃的东西摇身一变成了欲念的触发器（萨德的作品皆是例证，其作品具有将令人作呕之事变成兴趣甚至乐事的魔力）。任何社会形态中都存在"暮年的品鉴人"。他们乐于让成熟的人陪伴左右，如此一来甚是安心。在这样的关系中，他们与爱人相互比较、相互慰藉，成熟的伴侣可以让他们打开心智、陶

---

[1] 日本甚至不乏高龄老人出演色情片并成为知名艳星的情况，如八十五岁的德田重男（shigeo tokuda）。德田曾是一名导游，在六十岁时开始将出演色情电影当作自己的事业。他身材矮小、秃头，样貌极其普通，是典型的日本退休老人形象。这样的外貌拉近了他与普通大众的关系，如今，德田已出演了超过三百五十部影片。靠吃蔬菜、鸡蛋保持身材的爷爷辈的色情明星在亚洲掀起了"老人色情电影"（old men porns）的风潮。色情产业的发展也让 MILF（Moms I'd like to fuck，即对风韵犹存、不再年轻的女性的性幻想）越来越流行。这些曾经出现在《绝望主妇》（*Desperate Housewives*）中的家庭妇女如今展现出"性感奶奶"的一面，在各种小视频中她们均以放荡不羁的俏奶奶形象示人。这是在"怪诞天使"（埃德加·爱伦·坡［Edgar Allan Poe］）影响下出现的一方小市场。

醉于自己的选择，在博学深奥的对话中醉心畅游。[1]崩塌与颓丧中也蕴含着美感，年龄并非只能摧毁容颜，流逝的光阴也许会为面容添上一圈圣光。身体各部分的衰老方式不同：久经风霜、疲惫不堪的脸颊上也可以显现出充满少年感的微笑，无邪的童颜也可能搭配一双历尽千帆的眼睛。有些小孩看起来像叼着奶嘴的小老头儿，而有些老年人身上则散发着孩童天真烂漫之气。

要让更多沐浴爱河的女性戴上白色的头纱。

生命中最后一段爱情的悲剧

人们试图在一段不般配的结合中获得什么呢？从年轻的伴侣身上获得新鲜与活力以解除年龄带来的压力，用经验换青涩。科莱特的最后一任丈夫莫里斯·古德盖曾写道："拜倒在一位魅力四射的女性裙下是植根于我本性和青春里的本能，这位女性的魅力须得让我甘心将自己珍藏多年的热诚放在她的玉

---

〔1〕 推荐您欣赏布鲁斯·拉布鲁斯（Bruce LaBruce）执导的加拿大电影《恋老症》（*Gerontophilia*）（2014）。影片讲述了十八岁的年轻男孩雷克（Lake），即使有一个年轻的女友，仍然爱上了居住在他就职的养老院中的老人的故事。八十多岁的病人"豌豆身"先生（Mr. Peabody）让雷克坠入一段充满激情和默契的关系中⋯⋯

足旁，因此大概率事件她会比我年长。"当莫里斯邂逅他的妻子时他三十六岁，而她已经五十二岁了。他们于 1935 年喜结连理，1954 年科莱特与世长辞（莫里斯五年后与珊达·丹柯维奇[1]再婚并育有一子，1977 年莫里斯去世）。菲利普·索莱尔斯也曾与大他二十三岁的多米尼克·罗兰有过一段充满激情的关系。这算是未完结的"俄狄浦斯情结"[2]吗？这算是寻找生命中缺失的父爱或母爱吗？是对人生的启蒙者或皮格马利翁[3]陪伴在侧的需求吗？也许是吧。即便是又怎样呢？难道一定要挥舞着能够证明自己绝对贞洁的护照才能在爱情的盛宴中

---

[1] 珊达·丹柯维奇（Sanda Dancovici，1919—2001），法国女演员。——译者注

[2] 俄狄浦斯情结即恋母情结。西格蒙德·弗洛伊德借用古希腊剧作家索福克勒斯的神话故事情节而自撰的术语概念。希腊神话中的俄狄浦斯王子天命已定，他必会杀死亲生父亲，娶母亲为妻。虽终生小心，极力避免悲剧的发生，但天命终不可违。弗洛伊德认为这个情节反映了男孩爱母憎父的本能愿望。该愿望是从原始人的心理中继承下来的，不可避免、无法抗拒，永远留存在人类的无意识领域。它持续活动，以性本能为核心，带有强烈的情感色彩，以致使人总是产生悔罪之感，因此，恋母情结被弗洛伊德视为宗教和道德的起因，由此，道德的起源是人类先天的、无意识的生物本能——性欲。——译者注

[3] 皮格马利翁，希腊神话中的塞浦路斯国王，善雕刻。相传他不爱凡间女子，因此决定永世不结婚。之后他用精湛的技艺雕出了一座美丽的象牙少女像，在创作过程中，他将自己全部的智慧、心力、灵感与爱恋给了这座雕像。他像对待自己的妻子那样抚爱她、装扮她，为她起名加拉泰亚，并向神乞求让她成为自己的妻子。爱神阿芙洛狄忒被他打动，赐予雕像生命，并让他们结为夫妻。——译者注

获得一席之地吗?

　　问题的关键并非重返青春或更新触发欲望的对象,而是要明白欲望是心灵与灵魂返老还童的要素,它促使我们不断更新自己。圣-琼·佩斯[1]曾写道:"高龄? 您撒谎了:那是一条炭火之路而非灰烬之路。"空想主义者夏尔·傅立叶在《新的工业世界和社会事业》(*Le Nouveau Monde industriel et sociétaire*)一书中描绘了八十岁的乌格尔(Urgèle)与二十岁的瓦莱尔(Valère)的结合。前者是园艺痴迷者,少年出于纯洁的感激、友爱与意愿与之结合,因为她是带他领略花卉艺术的第一人。"只要刺激量足够,青年在爱情里便无所畏惧。"关键在于战胜青年人与老年人之间天然存在的相互厌弃的感情,让二者之间生出和谐、共情的关系,但大众对此并不看好。少男少女们在"为拥有长者的爱情献身"这件事上相互竞争,年长的人自然乐得收获这份浓情蜜意。

　　感受最炽烈的情感——广义的情感,体味幸运、快乐,拥有财富,享受人世间的一切善意,这并非专属于年龄小于五十岁的人的特权。即使生命的货船在暮年时已经被装满,谢幕之前还有很多事情要做呢。尤其是要重新探索随即发生的一切就

----

〔1〕　圣-琼·佩斯(Saint-John Perse,1887—1975),原名阿列克西·圣-莱热·莱热(Alexis Saint-Léger Léger),法国诗人,外交官。——译者注

像探索奇迹一般。在青年时代通过挥霍用之不竭的青春活力自然而然就完成的一切，在中年与暮年时有不一样的完成方法。[1] 万幸，男人上了年纪后会出现的性机能减退和在女人身上渐渐出现的性欲下降终于能被药物缓解了。男士们的勃起组织失灵有救了，女士们已死的欲望也重新被激活。女人们总是抱怨爱情生活中充斥着孤独感，男性也无比悲痛地诉说着前列腺疾病，甚至是性欲与性功能的全面崩溃。[2] 当然，世间没有什么灵丹妙药，但毋庸置疑的是：在情欲方面，随着时间的流逝，曾经的"例行公事"会渐渐变得稀有而珍贵。"'爱'难道是什么了不起的事吗，不过是人们想做就做的事。"[3] 阿尔弗雷

---

[1] 玛丽·德·埃内泽尔（Marie de Hennezel）的著作《欲望六十岁》（*Sex & Sixty*）（罗伯特·拉芳出版社，Versilio 系列，2015）的主题即探索老年人的情欲状况。作者在书中讲述了一个故事：养老院的工作人员为避免一位将近九十岁的老妇人在自慰时伤害自己，因此赠予她一个情趣玩具。但老妇人的侄子得知此事后勃然大怒（第 196 页）。借此，作者揭示了老年人隐秘的肉欲需求很难被护工及其家人理解的现状（第 192—194 页）。

[2] 罗曼·加里，《过了这条界线你的车票不再有效》（*Au-delà de cette limite, votre ticket n'est plus valable*），伽利玛出版社，1975。一位美国商人坚信自己的性器官变小了，无法再充满自己性伴侣的阴道。他将这隐私对书中故事的讲述者和盘托出。后者是一位五十九岁的工业家，听了这些话后，他也开始担心自己终会经历性无能。这种担心与恐惧最终导致他与自己的伴侣——年轻的巴西姑娘劳拉（Laura）分手。本书令人咋舌的露骨描写并不值得效仿。

[3] 阿尔弗雷德·雅里（Alfred Jarry，1873—1907），法国著名小说家、剧作家、记者。超现实主义戏剧的鼻祖、欧洲先锋戏剧的先驱。对后世达达主义、荒诞派戏剧、残酷戏剧都产生了深远的影响。——译者注

德·雅里如是说道。但过了一定年岁后，这话就站不住脚了。到那时，每一次交欢都是奇迹的显现。理智让人在年老之后甘愿退出世界舞台，然而贪婪之心又吸引我们在最后一次欢愉与柔情中目眩神迷。

　　然而，重获青春的心有时——或经常——也是一颗伤痕累累的心。直至生命的最后一刻始终尽享生命中至高的喜悦意味着经历痛苦折磨的风险无限加大。生命中最后一次爱情的悲剧在于当您倾心爱慕的人对您紧锁心门、让您万念俱灰后，您再无其他人可爱，之后再无爱情可沉醉了。著名女出版商珍妮·洛维顿[1]，两次世界大战期间曾经拒绝了多位名人政要的爱意。保罗·瓦勒里疯狂地爱慕她，在她与他分手后，保罗给她写信道："我曾以为你介于我与死亡之间，如今我才明白，是我站在了你与生命之间。"最后一次爱情就是这样可怕，它甚至剥夺了我们第一个悲伤的权利。二十岁时被抛弃、被背叛会让人伤心欲绝，甚至想要自杀。生命尾声的爱情同样令人悲痛不已，无法抑制眼泪，内心颓丧到极致。然而这终归是一场无声的崩溃。在世人看来，无论男女，老年人被甩并不值得可怜。他们不过是一群不合时宜的怪物，好似走调的钢琴。他们

───────────────

〔1〕　珍妮·洛维顿（Jeanne Loviton，1903—1996），笔名让·瓦利耶（Jean Voilier），法国女出版商、小说家。——译者注

活该！难道大家不想和比自己年轻的人在一起吗？不想感受希望与活力吗？这些老年人并没有被人关注。

没有爱情，人就不会再痛苦，不会再期待任何人的呼唤或回应，不会再有悸动的心，不用再忍受别人的轻蔑、伤人的言辞，不用再屈服于任何人的残忍。您曾因为这是您倾心之人的残忍行为而甘之如饴。曾经，对方的恶意、欺骗我们都无比珍视，我们卑躬屈膝仅为能享受与爱慕之人还有一丝关联的快感。在这个世上，您曾经最爱的人无情地宣布他/她不再爱您，之后转身离开，开始新的生活。他/她曾经是您的全部，而您不过是他/她生命中的一个阶段，一个"空窗期"中的无奈选择。他/她在爱情世界里走马观花，随意挑选对象，您却上了头，认了真。他/她暂时将青春借给您把玩，现在又重新要了回去。时间在您身上留下的印记只是暂时性地被忽视，现在，它背后蕴含的"应当被淘汰"的深意重又生效。若你我生命中遇到的每个人均代表一场际遇，那么生命中最后一次爱情则意味着所有际遇的终结。在这场爱情中转身离去的他或她永远不可挽回。您天真地认为自己与命运开了个玩笑，在生命的最后阶段额外享受了一次内心的荡漾。然而，谁也躲不过年龄的增长，您始终无法逃过人类的共同命运。您再也无法经历在春心荡漾与克己复礼之间令人晕眩的左右摇摆。永别了，生命中一切有价值的东西！永别了，充满向往的心！永别了，甜蜜的微笑！永别了，伤心时的啜泣！永别了，胸口抽紧的感觉！永别了，炽热的情感！永别了，心灰意冷！炽热的炭火终究化为了灰烬……

贞洁、柔情与情欲

众所周知，因爱情而结合的婚姻也会遭遇危机，其原因既在于寿命的延长，也在于人心的变化不定。17、18 世纪时在二十岁发誓永不变心与在 2019 年说出同样的誓言无法相提并论。因为 17、18 世纪时，死神在人二十五或三十岁时便很有可能会降临，而如今您很有可能要为守住这个诺言而努力超过六十年。尽管离婚始终是个敏感的话题，但当代社会中，法律确实让再婚变得更加容易。在一些民主国家，离婚已经变成一种异常简单的手续（今后甚至可以线上申请离婚），但它始终是一种昂贵的行为。五十五或六十岁后，孩子们基本都已长大成人，夫妇俩基本进入退休生活，全新的生活拉开序幕。开始一种全新的田园式生活会动摇理智。六十岁的情侣和三十岁的情侣一样会分手，且在这个年岁，通常是女性主动结束关系。

进入老年后，不论是激情的性爱关系还是勤谨克制的爱抚，重要的不再是这些行为的完成度，而是两性关系中双方的默契与信任。在此方面当事人应保持谨慎。不知是传说还是现实，某些数据表明，爱情和谐的人寿命更长。虽然对此结论仍要保持谨慎，但也值得为这个好消息喝彩。简·方达[1]在本世纪初时曾说："我已经七十四岁了，直至如此高龄我才体验到如此令人欢愉的性生活。"让我们为她开心吧，同时也要相信她的话。唯一可以确定的是：无论在何种年纪，爱情都可振奋精神、助人认清自己。我通过疼爱另一个人重新塑造了他/她，就像他/她也会反过来重新塑造我一样。"向某人说'我爱你'即是对他/她说'你永远不会死去'。"这是马塞尔·马尔丹[2]的令人赞叹的警世名言。爱也意味着你因另一人的存在而喜悦，因他还活着，可以每日对他说"我爱你"而开心。两个人正好可以体味生命的甘甜，调剂了无生趣的日复一日，改变一成不变的岁岁年年。你今天做了什么？几乎什么都没做。即便如此，能和你细语分享这些无足挂齿的小事与我独自一人低声复盘当日所为绝对是两个概念。不论何时，你我都需要一只充满爱意的耳朵，倾听我们的忧虑和困苦；不论何时，我们都被另一个人需要，倾听他/她以便安慰他/她、帮助他/她。

对于爱情中的两人来说，分享爱好及对生活中微小事件的关注比高声示爱、表白更能增进两人的亲密度。在这些柔声细

---

〔1〕 简·方达（Jane Fonda，1937—），美国影视演员、制作人、模特、健身
　　　教练。——译者注
〔2〕 马塞尔·马尔丹（Gabriel Marcel，1889—1973），法国著名存在主义哲学
　　　家、剧作家。——译者注

语的瞬间，人与人关系的脆弱最易显现也最感人。一对恋人的
结合就是一场连续不断的谈话，是对阅读、旅行、与人相遇的
共同渴望。每个人均需捍卫自己内心的圣殿，即他最珍视的事
物，心底最柔软的一隅——家庭、孩子、朋友、爱情。若丧失
这些，人也将不复存在。重要的是需时刻保持兴奋与狂热，即
使中间夹杂怀疑与伤感也无妨。正如眼睛可以觊觎窥探、双
手可以爱抚、嘴唇可以轻吻、年轻的心在胸腔里会跳动一样，
八十岁时，这颗心也要提供"生命冲动"[1]。

在青年时代，人们可以在禁欲与肉体享乐中选择前者，在
成长的过程中抵制色欲的诱惑。但总有那么一天，炽热的冲劲
消退，对自己欲念过多的担心变成对当下无欲无求的状态的恐
惧。身体的僵直迟缓让心灵的僵直迟缓提前。按照斯多葛主义
的说法，应追寻沉着镇定的灵魂，对一切感情无动于衷，成为
一个"没有期待也没有恐惧"[2]，对自己已经拥有的一切感到满
足的人……天啊，这哪里是自我控制的最高境界，这分明是对
行将就木的生命简单、直白、阴森恐怖的描述啊。12 世纪左

---

〔1〕　法国哲学家、诺贝尔文学奖得主亨利·柏格森（Henri Bergson，1859—
　　　1941）曾提出"生命本质上是一种不断创新、不断克服物质阻力的冲动，
　　　即生命冲动，生命就是生命冲动"。——译者注
〔2〕　塞涅卡，《道德书简》，伽利玛出版社，Tel 丛书，1996，第 212 页。

右，古代人曾害怕激情与欲望的泛滥会使人进入混乱与卑鄙的状态，如今，人们更担心任意感官的失灵及欲望的丧失。

这是自我控制的问题：随着时间的流逝，人们变得越来越成功，没有什么需要控制的，所有的一切都有待被唤醒。曾经，欲望被描述成一股湍流，流经之处礼仪、礼数皆被一扫而净，因此，为抵挡这股湍流应筑起防洪的堤坝。然而湍流的流速下降极快，天啊，转眼间它就衰弱成一股小溪，弱水潺潺，随时可能断流。谁能时刻为重新感受初生的爱慕之情中蕴藏的美妙做好准备，即便这是一场可以持续终生的爱情。那些在时间的长河中曾遇到永恒的人了解，通过爱情和友情，他们获得了最接近"存在"的感受。真正的悲剧在于某天人们停止去爱、去期待，让连接我们与世界、与他人的双重源泉干涸。性欲的对立面并非禁欲而是疲于生活。正如圣·奥古斯丁曾说："请赐我贞洁，但不要立刻赐我贞洁。"生命肯定生命，存在好过虚无，欲望胜过淡漠。一旦肉欲之爱与神圣之爱消逝，死神便不远了。

老年夫妇的诀别

老年夫妇从身边经过通常不会引人注意。就像强者只与强者相伴，盲人也总是搀扶四肢麻痹的人。每一步对这对老夫妻来说都无比艰辛，他们恳请大家原谅其存在，尽量不引人注意但却依旧坚强地活着。他们看上去如此脆弱，一步一蹒跚，看起来随时可能摔倒。他们耳不聪、目不明，还总是颤颤巍巍的。在车站、医院等候大厅、行政部门总能看到他们耐心等待的身影，满脸带着焦虑，时不时看看手表或挂钟，总是一副警惕十足的样子，迷失在这个不停忽视、推搡他们的世界中。哪怕是技术层面的最小故障或混乱也会让他们紧张不已。日常采购、采买面包牛奶、拿起购物袋、在结账台上输入密码、从自动取款机取钱对他们来说都是一场酷刑。每次外出、每次散步都意味着一次挑战。街头小混混总是试图打劫他们，抢走他们的日常用品，提高音量恐吓他们。坐公交车或地铁出行对他们而言也是考验。每次搞错线路都会让他们的心理防线崩溃。上下楼梯堪比耶稣受难记，他们不得不在每个台阶停下来休息以便调匀呼吸。天啊，这对可怜的老夫妻啊！

　　若是夫妇两人中有一人撒手人寰该如何是好？这是两个相互扶持的弱者，两人的结合又构成了一

个新的脆弱体。他之于她就像她之于他。老夫妇俩
你中有我、我中有你，就像一棵树的根系，他们最
终活成了一个人，一个拥有两张脸、两个姓氏的人。
一个人的痛苦也是另一方的痛苦。"我老婆腿疼时我
也会跟着难受。"西班牙哲学家米格尔·德·乌纳
穆诺曾说。有时，夫妇二人中的一个患了重病，另
一个也想随他而去，最后两人决定一起赴死。这
正是 2007 年 9 月作家安德烈·高兹[1]和他妻子的
选择。其妻身患不治之症，安德烈在一本书中写
道："你刚刚八十二岁，身高缩减了六厘米，体重
只剩四十五公斤，但你依旧美艳动人，让我欲罢不
能。我们已共同走过五十八个冬夏，但我比以往任
何时候都更爱你。"[2]对他们来说，当挚爱逝去，继
续留在人间是无法想象的事。1998 年，先于高兹夫
妇，原社会党议员罗歇·季略[3]及其妻也决定同时

---

〔1〕 安德烈·高兹（André Gorz，1924—2007），法国左翼思想家、萨特的学
生、《新观察家》周刊的创始人。高兹生于奥地利维也纳，1954 年加入法
国国籍。2007 年 9 月，高兹和妻子被友人发现在巴黎郊区家中双双自杀
身亡，此前，其妻一直重病缠身。——译者注

〔2〕 安德烈·高兹，《致 D》（Lettre à D.），伽利略出版社，2006。

〔3〕 罗歇·季略（Roger Quilliot，1925—1998），法国政客，密特朗总统当政
时期的住房部部长。——译者注

自杀，在人生的帷幕下落之前他们表现得从容而安详。（对于罗歇·季略而言较为不幸的是，他的妻子克莱尔·季略在服药之后未能如愿赴死。她最终于2005年七十九岁时成功自杀。效仿她最爱的作家弗吉尼亚·伍尔芙，克莱尔在服下足量药物后纵身跳入位于多姆山省的一片湖水之中。）明明可以二人携手而行，为何任由可怖的天性主导您的行为，带走您生命中唯一重要的人？自杀并非为了摆脱面对死亡时的恐慌，而是为了摆脱面对生命中的另一种死亡——孤独——时的恐惧，因为孤独意味着我们不再是任何人生命中的唯一。青春年少中总蕴含着浪漫主义，老年夫妇间有时充斥着一种崇高精神。约翰·邓恩[1]曾说，自杀即自我救赎，因为与"罪"相反，人永远只有一次自杀的机会。

---

〔1〕　约翰·邓恩（John Donne，1572—1631），17世纪英国玄学派诗人、教士。——译者注

第四部分

——— 实现自我还是忘却自我 ———

第七章　不再，太迟，再来！

最近，当我穿越俄亥俄州的乡野时，当地地产商立的告示牌吸引了我的视线。通常已出售房产上都会标注"已售"字样，然而这座房子上却写着"不好意思，您下手太迟了"。简直不要更贴切！这话也适合在埋葬"希望"时为它做墓志铭。

——乔治·斯坦纳[1]

有幸天赋异禀还不够，还要拥有"有幸"这一天赋。

——艾克托尔·柏辽兹

据大摄影师布拉塞[2]讲，年轻的马塞尔·普鲁斯特曾钟情

---

〔1〕《乔治·斯坦纳回忆录》（*Errata*），法语版译者为皮埃尔－埃马纽埃尔·多扎，伽利玛出版社（口袋书版），1998，第254页。

〔2〕布拉塞（Brassaï，1899—1984），著名摄影师，他始终对自己的真实姓名讳莫如深，是为数不多的于30年代初期就奠定了不可动摇的地位并活跃影坛六十余年的大师之一。——译者注

于来自日内瓦的帅气小伙埃德加·奥贝尔（Edgar Aubert），但始终未敢向后者表明心意。[1]埃德加曾赠予普鲁斯特一张照片，照片背后用英语写道："Look at my face; my name is might have been, I am also called No More, Too late, Farewell."（意为：看看我的脸，我的名字是"也许曾是"，人们也将我称作"不再""太迟""永别"。）这是拉斐尔前派代表画家但丁·加百利·罗塞蒂[2]创作的十四行诗的选段。

被错失的良机

停在半空中的手势、未能说出口的话、未能伸出的手……如此，你我便错过了本应影响我们一生的人或故事。正因这些人或事未能出现或发生，我们才会将它们臆想得更加精彩。我们未能把握机会，我们本应放手一搏，展示出主动性。由于恐惧、激动或腼腆，命运多次错失质变的良机。你我都缺少随机应变的本事。如若看到他人在同样的情况下勇敢地迈出第一

---

〔1〕《受摄影影响的马塞尔·普鲁斯特》（*Marcel Proust sous l'emprise de la photographie*），伽利玛出版社，1997，第38页。

〔2〕 但丁·加百利·罗塞蒂（Dante Gabriel Rossetti, 1828—1882），出生于英国维多利亚时期意大利裔的罗塞蒂家族，19世纪英国拉斐尔前派重要代表画家，是绘画史上少有的取得独特成就的画家兼诗人。——译者注

步，展示出英勇果敢的样子，我们又会自怨自艾。如何原谅自己的怯懦呢？下一次，我们定会拼尽全力打动那个让自己倾心已久的人。

人们总是更愿意相信被错失的良机。就像波德莱尔面对从他面前经过的"拥有雕像般轻盈又高贵玉腿"的过路女子一样，他为她写道："啊，我许会爱上你，啊，你该知悉！"[1]对类似满载愿景的语句应保持怀疑的态度：陌生人更容易激起内心的涟漪，因为他们不会让你我身陷最严峻的考验——异常不稳定的日常生活。随着时间的流逝，让我们倾心的那一位很可能变成悍妇或矫情的男子。但如何确认与您擦肩而过的这个"她"不会变成另一个幻象呢？事件只有在未完结时才会让人心碎。[2]让人追悔莫及的事情在人的记忆中像亡灵一样游荡，尤其在步入晚年后；这与经历截肢手术的人仍能感觉到被截去的肢体有异曲同工之妙。他们身陷于"我本该如何"而无法自拔，人生的主题只剩对着这些曾经错过的人或事戚戚哀哀。本应发生实际上未发生的事情反而变得比已经发生的一切更重要，虚拟蚕食现实，并让现实身价大跌。希望"偶然"——临

---

〔1〕　夏尔·波德莱尔，《致一位过路的女子》（*À une passante*），《恶之花》（*Les Fleurs du mal*），1861，第 93 首诗。

〔2〕　弗拉基米尔·扬科列维奇，《不可逆与怀旧》（*L'irréversible et la nostalgie*），第 150 页。

时性的神一样的存在——能改写命运是典型的对逝去机会的缅怀行为。针对消失的欲望的残存记忆比起已经实现的雄心壮志更能扰人心智。人始终缺乏应对突然状况的天赋。只消一个问题就可以让人绞尽脑汁：该如何将"意外"转化为幸事，将"偶然"转化为狂喜？

太迟了，太早了。有些人终其一生沉湎于未能实现的事——即原本可能成真但永远再无法成真的事。有些人满足于生活在对过去或未来的假设中，每个人都可以描述出他未能实现的命运，然而这些命运如失眠时脑中挥之不去的鬼魅般与之相伴。他又会陷入历数自己流产的计划的悲伤中。要是你能拿下教师资格就好了；要是我能继续深造就好了；要是我能远赴东方发展就好了；要是我能与他/她组成家庭就好了……我值得更好的，命运待我不公！另有一些男男女女，畅想自己的生活可以是各种各样的形式，但他们就是不爱自己的人生。后者好像无滋无味的残羹冷炙，在他们看来，一切都比自己现在过的日子强。他们觉得自己生不逢时，没有遇上好时代、好合伙人、好学校、好朋友。他们会轻易爱上萍水相逢或擦肩而过的某个人，好像在寻找心理支柱，嫉妒别人无须考量自己的状态。

为此，我们可以以如今的日常或历史为依托建立不同类型人的守时类目标：偏执妄想者不会冒任何风险，他们总是早到，还要看看别人是不是也到了。如果可能的话，即使别人只晚到一分钟他们也会揪着错不放。当您想再磨蹭几分钟时，提前响的闹钟用它刺耳的铃声折磨您，一个难缠鬼距离见面时间还有十分钟就已然就位，并在您面前炫耀自己的守时是最令人扫兴的场景了。自恋的人通常会迟到。他们总喜欢让人等，但这很有可能会激怒周遭的人。他总是不守约定时间，借此证明别人对自己的依赖程度，特别是在应对恋爱约会时，因为在该场景下每一分每一秒都很重要。他以一种任性、矫情的心理拖沓着。他将这种拖沓归于伦理道德层面的行为。以上两种方式皆属对抗时间的专制，前者借助极端严谨的方式，后者则过分放肆。只有神经敏感的普通人会做到严格守时，甚至不用看表，他们也会准时到达，分秒不差。人们对此感到震惊，他们也无法理解旁人的震惊。

"守时"在欧洲算是最近才出现的新概念，它最先出现于16世纪的日内瓦，得益于钟表或其他时间计量工具制作工艺的精进，算是加尔文主义的一部分。对于时间，也可以进行人类学或地理学研究：在全欧洲，尤其是南欧，守时这件事存在一定的弹性——十五分钟左右的延迟可以被接受。在这里，准时几乎可以被看作缺乏社交礼仪或存在某种文化误解。据说19世纪末时，奥赛火车站的列车均会晚发车几分钟，特意为迟到的旅客再留一些机会。真是贴心。年轻人总是因为时间恼火，然而他们面前还有大把大把的时间；退休的老者却像要赶早去上班似的，继续在清晨起床，之后只能漫无目的地闲逛，随便找点儿什么事做，不耐烦地等着饭点儿到来，按时吃饭成了他们存在的意义。迫使他们辛勤劳作的枷锁始终还在，只不过曾经迫使其工作的具体内容消失了。《爱丽丝梦游仙境》里的兔子无时无刻不在看表，对自然和他人漠不关心。生活在时间的专制统治下就如同这只兔子，不过是迫使自己"迟一些，总是迟到一会儿"，因为秒针终不会停止转动，大家只能气喘吁吁地跟着它跑。哪有什么精确时刻，每分每秒时间都不停从你我的指缝中悄悄溜走。

历史上的"守时"究竟怎么样？到底应该做时代的先驱，还是与之并驾齐驱抑或是故意落后半步？或许应该兼而有之？有时，落后于自己生活的时代或代际半个身位未必是坏事：作为大家族中的小儿子，德国前总理赫尔穆特·科尔曾大谈特谈作为"家庭中最小的孩子独享的宠爱"[1]；他是全家最后一个参加考试、最后一个结婚且迟于正常育龄生子的人，总而言之，人生仿佛落后别人半拍，心甘情愿地承担了"慢半拍"的称号。作为慢半拍的人，您眼前有大把在您看来是精彩岁月的时光以及大多数人都已然经历的璀璨未来，但这种身份不只意

---

[1] 赫尔穆特·科尔曾炫耀正因如此他才免受纳粹思想的浸淫。然而，他的竞争对手指出，赫尔穆特生于1930年，整个童年时期都在希特勒的统治下度过，因此他在这个问题上并不像自己说的那样清白。

味着您会最后到达目的地，也会将您带往不一样的远方。这便是"幸存者特权"：阿兰·巴迪欧[1]即享受了这种福利，作为研究结构主义的代际中的"小儿子"，他在年仅七十岁时便收获了巨大名望，当然，这是在属于那个时代的大师——如巴特、福柯、德勒兹、利奥塔、德里达、布尔迪厄等——去世很久后的事。因此，他可以回顾、评判这些大师的伟业，将他们送到临终涂圣油礼的现场。当生者只是一条柔弱遥远的蒲柳时，他总能追上逝者的步伐，并做到集各家之大成。

每个人的人生都伴随着对其他计划的回绝或排斥，更准确地说，生命之花实则受一种罪恶滋养——它将各种潜在性扼杀在摇篮里，让其永无实现之日。所有发生的事件皆为命中注定，其他一切有可能替代它发生的可能性事件均被删除。人生进入暮年，想重新找回这些曾被扼杀的可能性的欲望愈来愈大，老年人希望能借此让人生迎来新生和繁荣。现在也许是新的起点，但意识到这些又有何用？事情永远不会发生，徒留既成事实只会让遗憾愈发难忍。即使有违人类的意愿，但不得不承认，你我始终被囚禁在自己的行为中。对于那些无法获得第二次、第三次、第四次机会的人来说，缺乏可能性的时光就这

---

[1] 阿兰·巴迪欧（Alain Badiou，1937— ），法国作家、哲学家。前巴黎高等师范学校哲学系主任、教授，现任位于瑞士的欧洲研究院（EGS）教授。——译者注

样开始了。双手不再伸向前方，日子变得了无生趣，无一丝一毫的跌宕起伏，人生之路一眼望得到终点：路线清晰明了，平坦得让人绝望。有些曾经活跃在公共视野中的人便是如此陡然销声匿迹，他们的名字只有在去世的那天才会再被人提及，曾经名震四方的他如今被所有人遗忘。随着时间的推移，不确定性会逐渐缩小，即使在某些特殊时刻，我们仿佛拥有超出自己认知的更多的财富。直至生命的尽头，梦想始终折磨着我们，逼我们摆脱压得透不过气来的"我"及像铁球般沉重的过去，逼迫我们寻求可以自我救赎的章节，"每个人都有权等待生命揭示其自身的意义"。（安德烈·布勒东[1]）

逝者之家

五十多岁时人若继续矫健矍铄便会让人觉得震惊，其他同龄人早就不是这个状态了。这个年岁经历的葬礼和婚礼、洗礼仪式一样频繁。人生进行到这个阶段，我们既与同龄人共存一世，也和逝者共

---

〔1〕 安德烈·布勒东（André Breton，1896—1966），法国诗人、评论家、超现实主义创始人之一。——译者注

同生活。你我期望偶尔与逝者相见，就像未来某天我们也会被人怀念一样。人在查阅逝者名单时总是怀着忐忑的心情，生怕某个爱开玩笑的神明不留神将我们的名字也误写上去。新丧之时人们总是慨叹逝者英年早逝。担心他是否备受折磨，他的临终遗言是什么，他对自己的葬礼有何安排，想要宗教仪式还是民事仪式，他想选择哪段音乐作为葬礼配乐，尸体是火化还是土葬。今后，每个人都可以随心意安排自己的葬礼，这也算传统遗失的标志。

1880年居斯塔夫·福楼拜因中风去世，左拉为此写道："这是善终，是令人向往的致命一击，我希望我也可以如此，我爱的人亦可如此，像是被一只大手捻死的昆虫一样死去。"人会嫉妒他人的一切，包括死亡。他人的不幸中仍蕴藏着万幸。如此看来，丧礼聚餐便是一项振奋人心的传统：生者欢聚一堂、大摆宴席以驱逐死神。他们用觥筹交错、刀叉飞舞驱逐死神的影响。由死者组成的军队护我们立身于枪林弹雨中，即便有人倒下，但你我依旧骁勇。始终迅捷勇猛带来的淡淡的骄傲终会被恐惧吞噬，这种恐惧来自担心自己是下一个被写在死亡名单上的人。因此，做亡灵在人世间的证人、发言人成了我们不得不承担的任务。逝去的人始终活在我们心中、嘴里及回忆里。每当谈到他们就是在赋予其重生，这些亡灵是属于我们的，是你我已经离世的亲人。他们的魂魄始终与我们同在，直至生命的最后一秒钟也不会离去。

随着死亡临近，另一项义务也变得异常急迫：不要错过生命的出口，尽可能地不要将决定权留给道德准则或医疗机构。生物学上的生命延续不具有最高价值：自由与尊严比它更重要。当失去与他人分享世界的能力与自主权时，当饮食、呼吸、睡觉都成为酷刑时，便到了自掩光辉，与世界行礼告别的时候了。当然，人生的谢幕要尽可能从容高雅。2008 年 3 月 19 日，比利时大作家雨果·克劳斯[1]即是如此。因晚年受阿尔茨海默病困扰，运动机能受损，克劳斯拒绝接受身体会继续变糟的事实，他穿上最华丽的西服，在爱妻和一名编辑朋友的陪同下走入安特卫普的米德尔海姆医院。在痛饮香槟、吸完香烟之后，他神色安详地躺在病床上，被注射了一针麻醉剂及安乐死药物。

---

〔1〕 雨果·克劳斯（Hugo Claus，1929—2008），比利时诗人、小说家、剧作家、画家、翻译家，剧场监督兼制片，曾多次被提名诺贝尔文学奖，为当今荷兰语文坛最多才多艺、最多产的作家之一。——译者注

比利时法律允许人们自主选择安乐死，只要病人生前经深思熟虑后自愿提交申请即可。

令人扼腕的圆舞曲

一切都太迟了：那些我们不会看、不会品尝、不会歌唱、不会收集的美好事物，那些让我们目光温存的可爱的人，都已转身离我们而去，被我们的冷漠冒犯。我们曾为了某些无稽之事抛弃了多年前不懂如何去疼爱守护的女人，如今她反过头来让我们受尽无谓的折磨；那位我们曾经忽视的异常珍贵的朋友早早离我们而去；曾经让人感到束缚纠缠的满溢的母爱如今让我们无比怀念。时间一去不复返！人生中最舒心的时刻已经过去。如今只剩悔恨啃噬你我。多愁善感的人总在慨叹："若一切可以重来，若我能年轻二十岁！"话虽如此，但他更有可能因为同样的固执自信而重蹈覆辙。重返过去的故事或电影并不鲜见，主人公回到过去为了避免某种灾难的发生、改变家族谱系或制止可能发生的乱伦行为。（电影《回到未来》[1]中年轻的

---

〔1〕《回到未来》，导演罗伯特·泽米吉斯（Robert Zemeckis），1985年上映，主演：迈克尔·J.福克斯（Michael J. Fox）、克里斯托弗·洛伊德（Christopher Lloyd）。

美国女孩就爱上了她未来的儿子，后者误打误撞被送回了战后的20世纪50年代。影片中儿子的角色费尽一切心力，只为让母亲对自己的兴趣转移到未来的父亲身上。）你我皆凡人，我们不具备独裁专政体制特有的重写历史的能力，无法消除已经存在过的面孔，无法修改已经成型的照片。

"事后诸葛"更容易，事后才意识到先前显现的预兆，懊悔慨叹道："早知如此……！"吃一堑才能长一智。黑格尔曾说："密涅瓦的猫头鹰（智慧的象征）只在黄昏时起飞。"若人在面对某事的当下没有断然采取行动，大概率事件是他们并无实现此事的强烈意愿。懊悔虽是徒劳但也是不可避免的。失败的永恒托词是"太迟了"：现在再回学校念书？太迟了……；再开始一次长途旅行？太迟了……；再谈一场轰轰烈烈的恋爱，太迟了……胆小谨慎的人总是说"时不我待"。但不论您是二十岁还是八十岁都不迟。真正的勇敢在于知命不惧，勇猛精进。但"太迟了"也可以是出乎意料的好运气，比如：因迟到几分钟而误机，这架班机却在起飞后一小时坠毁，机上乘客无一生还。有妄想症的人可能会想：人应刻意错过所有航班以避免可能发生的航空事故吗？毕竟大家下次乘坐的航班都有可能是将要坠毁的那一架……

同理，"太早了"也会给人带来希望：它在未来的道路上闪闪发光。过早发生不会消灭所有可能性，临时变故也不是什么大问题。身陷爱情的姑娘会对殷勤急切的追求者说："不，不是现在，不要着急。进展太快会毁了暧昧缠绵的气氛。再等一等，我还没有准备好，容我再幻想一会儿。太急只会亵渎神圣的感情。""太早了"也是忧虑多思者的悲剧。二十年以来，他或她一直坚信自己会马上死去：原因不过是自己身体里有个不断在变大的小肿瘤；或怀疑蚊子叮咬会导致中毒；或腿部一次微小的抽筋预示着瘫痪的风险；再或者一次偶然的偏头痛就是血管疾病的征兆。这些无稽的担心确实让人觉得可笑。疑心病人错就错在他们的正确判断来得太早了。今日预断出的疾病总有一天会找上门来。只是他们担心得太早了。他现在忧心害怕的事可能很久以后才会发生，那时他已经忘了自己曾经的担心。到时候，惊慌失措的他一定可以识别出自己年轻时做出的正确预判。

　　每个时间状语都在讲述一段悲剧故事或一种特殊希望：但"不再"是一个模棱两可的表达。它暗喻了无法弥补的事件带来的强烈痛苦，蕴含了埃德加·爱伦·坡在诗歌《乌鸦》[1]（和那句"永不复"）中描述的永逝的爱情造成的巨大创伤。西蒙娜·德·波伏娃在《事物之力》的末尾写道：

---

〔1〕　夏尔·波德莱尔和斯特芳·马拉美都曾翻译过埃德加·爱伦·坡的这首诗歌作品。

　　"是的，是时候该说'永不复'了！并非我要挥
别自己曾经的幸福，而是它们要离我而去；上山的
路拒绝我的脚的触碰。我永不会再崩溃，永不会再
在干草的味道中因疲劳而眩晕；我永远不会再孤独
地立身于清晨的雪景之中。永远不会成为一个男人
了。"[1]

　　面对时间匆匆流过而产生的传统型的悲伤情绪还不足以代
表"永不复"的深度。作家伊塔洛·斯韦沃认为"永不复"本
就是带有欺骗性的契约，只有试图拯救契约内容时才可违背。
信守承诺很有可能将承诺变成无用的空话，剔除话中蕴含的全
部内容。借助失败的狂喜，它将契约内的条件全部逆转。正如
前文中已经提到的那样，经年以来，作家伊塔洛笔下的主人公
不断发誓手中的香烟将是最后一支了："我试图赋予最后一支
香烟带来的病态感受以哲学内容。人们态度高傲地宣布：'我
再也不抽烟了。'但诺言若真得信守，这种高傲姿态会变成什
么呢？为了保持该姿态，必须重新发誓。"[2]最后一支香烟伴随
着战胜自己的喜悦，因此香味更加醇厚，它让人对未来抱着

---

〔1〕　西蒙娜·德·波伏娃，《事物之力》(*La Force des choses*)，第二卷，伽利
　　　玛出版社（口袋书版），1972。
〔2〕　伊塔洛·斯韦沃，《季诺的意识》，出版信息见前，第27页。

"强壮与健康"的期待。作品的主人公将戒烟的日期写满卧室墙面，之后便永远隐藏自己的罪恶。1945年后的欧洲正是在"永不复"的概念上兴建的。然而，这一概念并未阻碍在这片土地上反复发生的屠杀行为（如巴尔干战争）。仿佛在你我眼前上演的罪恶理应在崛起的一代面前时时更新这份庄严事实的紧迫性。杰斐逊曾厚颜无耻地表示："自由之树必须不时用爱国者和暴君的鲜血做养料浇灌。"和平需要武装冲突的维护才得以巩固：文明必须在周遭野蛮部落的包围与威胁下才得以不断壮大，后者之于前者就如氧气般不可或缺。

"终于"一词中也蕴含着巨大的双重性，比如一句时隔多年终于发声的指责，一桩几十年后终于被揭发的丑闻，一场终于被承认的种族屠杀，一件终于暴露的邪恶行径，一场终于获胜的决斗。终于，才华横溢的小说家获得了认可，曾经的异端分子得到了应有的尊重，我终于得到了在梦寐以求的公司中觊觎已久的职位。然而，"终于"一词经常意味着"太迟了"：蕴含着迟来的报偿的苦涩，对于应用这个词的人来说这无异于两次伤害。人们一生都未能得到的奖赏，直至老年才得以享受，但此时这些奖赏已无法让人拥有巨大的欢愉。应该早些想到才是啊！比如，男子爱恋女子多年，一直不懈追求，经历多次粗暴的拒绝也不放弃，终于有天女子向他张开双臂，但他的心意转圜不再对姑娘有所眷恋：时机不对，他已经厌烦了。居斯塔夫·福楼拜创作的小说《情感教育》中，弗雷德里克·莫罗的角色即是如此。他曾经深深爱着阿尔努夫人，十六年后，她突然造访他的家，仿佛要将自己奉献给后者，在她摘下帽子时灯光突然映照出她的满头白发："这在我胸口形成一记重击。"[1]由于厌恶、由于对乱伦的恐惧，他甚至不敢再触碰她。男女间相互吸引的魅力荡然无存。他们就此分道扬镳。

因此，人很少能做到活在当下。造成这种矛盾状态的原因是每个人都会死。很多作家、艺术家、电影工作者、发明家就这样错过了自己生活的时代，不论他们多么天赋异禀，都无法与自己同时代的人并肩而立。"时代精神"与他们格格不入。他们终其一生处境微妙。他们的言谈、作品仿佛空谷中的空洞回响，其影响力总是与时代脱节。对于拥有一群拥趸这件事来说，时机还未成熟，但这些拥趸终会使他们的作品流芳千古。十年前或十年后，他们总会收获簇拥与追捧。但他们终究错过了享受欢呼与喝彩的最好的时刻。在政治、哲学、科学、商界等领域从忧患中起步的人历经失败与无名，在成名之战中败北的人，历史对于他们来说始终是残忍的。

---

[1] 居斯塔夫·福楼拜，《情感教育》（*L'Éducation sentimentale*），伽利玛出版社（口袋书版），第453页。

卡伊洛斯，机会之神 [1]

希腊人将卡伊洛斯称作"该采取行动的吉时"。"既不早也不迟"可算是善于抓住时机的本领。机会之神卡伊洛斯被描绘成一位头顶浓密头发的年轻男子的形象。当他降临于众人身边时，有三种可能：一、人们看不到他；二、人们对他视而不见；三、人们揪住他的头发控制他。为此，一定要注意抓准时机，若搞错时机就要冒着被按在时间的死胡同里痛打一顿的风险。只有在直觉的推动下行事的行动派懂得如何抓住时机，借此，将所有狼狈不堪的对手抛在身后。后者总是错误地解析事实，对于浅显易懂的线索与道理总是理解偏差。行动派则如猛虎扑食般饥渴地扑向机会。机会即选择，是可否抓住偶然的赌注。同理，心思敏捷的人拥有当场辩驳的能力，其他人却总在事后才想到该如何反驳。当机立断的能力只被掌握在伟大的政治家、将军、企业家和外科医生手中，他们总能审时度势、逢凶化吉，在社会复杂的泥沼中披荆斩棘。钢琴家也有类似的能

---

〔1〕 卡伊洛斯（Kairos）是古希腊神话中的超原始神，是超越一切的存在。他是超原始神族之王克罗诺斯（Chronos）的弟弟，能支配时空、操纵时间的流向或停止时间，还可穿越到任何时空和次元。但他被熊掌封印贬为人类，灵魂被放逐，以人类的形态不断死亡、重生、死亡、重生……其存在被克罗诺斯从所有神话和历史中抹消，因此他一直计划着与天界对抗。——译者注

力，他们能即兴演奏，突然获得灵感，截获空气中偶然飘浮的几个音符，将一句剪短的乐曲改编为气势恢宏的协奏曲。

在匆忙中利用机会做出正确决定的人和简单的机会主义者有本质的区别，后者任由事态引领自己的决定，如流水裹挟的麦秆。忧心忡忡的积极分子总会思虑这样的问题："我是不是错过了什么？我难道不应在午夜时分冲上街道，紧紧抓住一闪而过的机会吗？"就连死亡也会陷入同样的逻辑：要在恰当的时间结束生命，不能太早也不能太晚。去世时间和其他重大历史事件重合的人真是可怜，比如，和另一个名人或歌星同时辞世。因为，如此一来，他的死就如月食般被完全掩盖。让·谷克多[1]和他的好朋友伊迪丝·琵雅芙[2]同日去世，让·端木松[3]在约翰尼·哈里戴[4]去世前一天离世，后者最终享受到国葬的殊荣，美国女演员法拉·福塞特[5]与迈克尔·杰克逊于同

---

〔1〕 让·谷克多（Jean Cocteau, 1889—1963），法国作家。——译者注

〔2〕 伊迪丝·琵雅芙（Edith Piaf, 1915—1963），法国最著名、最受爱戴的女歌手之一。——译者注

〔3〕 让·端木松（Jean d'Ormesson, 1925—2017），法国著名作家、法兰西学院院士。端木松一生共出版过近五十本散文和小说，每本书销量都高达二十万册，是法国最畅销的作家之一。——译者注

〔4〕 约翰尼·哈里戴（Johnny Hallyday, 1943—2017），出生于比利时，法国摇滚歌手、演员。——译者注

〔5〕 法拉·福塞特（Farrah Fawcett, 1947—2009），美国好莱坞女演员。电视版《霹雳娇娃》中的女主角。——译者注

日去世，后者的死在全球掀起惊涛骇浪，相反，前者的死讯被淹没得悄无声息。与大众观点相左，死神面前并非众人平等，死神也会附庸风雅，它与机遇和大众意识密不可分。

在所有可以用于划分生命的时间副词中，有两个词格外引人注意，即"已经"和"仍然"[1]。"已经"对于年长者来说算得上是某种统计偏差，或是由于事件过早发生而让人产生的愤怒情绪：你"已经"上大学了，"已经"当医生了，二十岁就"已经"拿到文凭了，"已经"结婚了，"已经"当爸爸了？（在医院，为老人们检查身体的医生和他们的儿女年岁相当，让人甚为震惊。）有些视频博主、博客主、Ins博主、女明星才刚刚成年就已经拥有一张金光闪闪的履历表，甚至在全球享有盛名。从病理学的角度说，早熟和老年痴呆一样。小朋友不应该表现得像个老气横秋的智者，朝气蓬勃的小伙子也不该过分装扮，周身挂着不符合其年龄气场的大叔们才用的无用装饰。故而，一方面，步子不要迈得太急、太大，以免错过人生中应该经历的步骤；另一方面，也不应逆着时间的脚步，重新陷入虚伪、装嫩的怪圈。

"仍然"或"再一次"中有明显的恼火情绪，它反映出编年学上的混乱：仍然没安定下来，仍然活力四射，仍然手脚

---

〔1〕　原文为encore，在法语中有"仍然"或"再、又"的意思。——译者注

利落？五十岁时仍然爱夜不归宿、放纵游乐、胡说八道？若说"已经"是一种年轻人几乎无法拥有的能力，那么"仍然"或"再一次"则带着某种令人尴尬的固执，它仿佛总在那里讽刺：你还在这里？还在风口浪尖呢？在"再一次"中也蕴含着某种不易察觉的请愿。垂死之人请求别人挽救他的生命时会说："再来一次，这是最后一次了。"再去一次海边，做最后一次旅行，最后欣赏一次大自然的至臻美景、卓越作品；帷幕落下之前再跳最后一支舞；再痛快地活一场！

你的未来存在的空白页[1]

在柏拉图《理想国》卷十中讲述了厄尔（Er）的神话，这是一个战死沙场的年轻小伙子，在将要被火化时突然苏醒，并向人们讲述了他在冥府的见闻。在那个虚幻的世界中，所有灵魂通过抽签决定获得重生的顺序，重生的命运取决于前世的功过。可供选择的命运很多[2]——暴君、穷人、富人等，甚至可

---

〔1〕《埃及死者之书》（*Le Livre des morts égyptien*），让·维尔梅特（Jean Vermette）在《重生》（*La Réincarnation*）中引用，"我知道什么"系列丛书（Que sais-je？），1995。

〔2〕柏拉图，《理想国》（*La République*），卷十，嘉尼埃－弗拉玛尼翁出版社，第382—384页。

以转世为动物。但多数灵魂倍感迷茫，大多根据前世的喜乐或悲苦进行选择，有些灵魂甚至更倾向于重生为天鹅、夜莺或老鹰。"同理，动物可以转世为人或其他动物，曾作恶的就会转世为猛兽，正直的就会转世为被驯化的动物；如此，所有种群全部被打乱。"之后，灵魂要从涅刻西塔斯女神[1]的宝座下穿过，并在勒塞（Léthé）平原饮用阿米勒斯河（fleuve Ameles）的河水，如此，他们将忘却一切经历，重新回到人间。

从这时起，柏拉图书中的智者们开始回想，对曾有过的观点回忆：哪里有什么新知，人们不过是在意识的深处挖掘已有的知识，这些知识在通过勒塞平原这片"遗忘之地"时早被遗忘。重新获取被遗忘的知识是哲学家们的工作，也反映出他们从无知的洞穴中走出是多么缓慢。马塞尔·普鲁斯特持有类似的观点，他将人死后灵魂重生看作一种"记忆现象"[2]，是前世经历在感官刺激下的再现。由于疏忽，普鲁斯特在写作过程中曾多次让已经死去的主人公在之后创作的文字中复活。他不愿

---

〔1〕　涅刻西塔斯（Necessitas），罗马神话中命运和必然性的拟人化神，她的形象是拿着纺锤的女神。其配偶为柯罗诺斯。在希腊神话中被称为阿南刻（古希腊语：Ανάγκη　英语：Ananke），是希腊神话中的命运、天数和必然的神格化，控制一切命运、宿命、定数、天数的超神，她的意志是绝对的，混沌也无法违抗。——译者注

〔2〕　《盖尔芒特那边》（Le Côté de Guermantes），第 79 页。

将自己作品中的人物架空。[1]

若某位智者说："你仍有权享受一次新生。"我们应如何应对？你希望这次新生是高尚的？乏味的？还是英勇的？由你决定。在已经活过一次，心知肚明一定会扫兴的前提下，如何下定决心开启一次新生？科幻作家菲利普·何塞·法默[2]也许是受柏拉图的启发，曾在作品中设想某日，在一声声嘶力竭的大叫后，从人类起源开始去世的所有人都将苏醒，他们赤身、秃头立在宽阔的"永恒之河"边。[3]足有三四百亿人，多为无名小卒，当然也有如赫尔曼·戈林[4]、马克·吐温、耶稣、罗伯特·伯顿、西拉诺·德·贝热拉克[5]等名人。大家无论名位

---

〔1〕 让－伊夫·塔迪埃，《普鲁斯特和小说》（*Proust et le roman*），伽利玛出版社，Tel 丛书，1986，第 331 页。

〔2〕 菲利普·何塞·法默（Philip José Farmer，1918—2009），美国科幻作家。——译者注

〔3〕 《河流世界》（法文版名称：*Le Cycle du fleuve*；英文原版名称：*Riverworld*），我读过出版社，1989。

〔4〕 赫尔曼·威廉·戈林（Herman Wilhelm Goering，1893—1946），德国空军元帅，第二次世界大战的主要战犯，德国纳粹党的重要头目。希特勒最得力的打手，前者于 1933 年 1 月上台执政后，他出任普鲁士总理兼内政部部长、航空部部长。曾策划制造德国近代史上骇人听闻的"国会纵火案"，建立秘密警察组织"盖世太保"，在国内取缔共产党，设立集中营，迫害和屠杀民主人士和犹太人。1935 年德国正式建立空军，他出任空军总司令。1939 年被宣布为希特勒的继承人。——译者注

〔5〕 西拉诺·德·贝热拉克（Cyrano de Bergerac，1619—1655），法国小说家、剧作家、评论家。——译者注

立于一处，对于这场重生的冒险都显得茫然无措。第二次机会为他们提供了重新选择自己第二次生命灵魂归宿的机会，他们因此而有机会成为半神。这场可以重塑整个人类历史的乌托邦立于地球的各个角落，并假想出一个正在蓬勃发展的星球，后者远远胜于我们现在居住的家园。但是，这座乌托邦主要与死人及其不断重生有关系，死者重生时从某片湖水中走出，好像从子宫里走出一样，因为他们都被封印在一个矩阵中，这个矩阵可以让他们接受重生和返老还童的生物处理。如此一来，全人类仿佛都进入了某个再生的自动系统。换言之，人人都无法从再生循环中脱身：直至时间的尽头，第二次机会密切监视着这一切，以便新生者不断产生，且能摆脱其前世的一切不完美。

在等待这个虚构的故事成真的过程中，我们这些定会死亡的可怜鬼必须过一种"仍然"碾压"太迟了"的人生。六十大寿一过，时间对人类的牵制又进入到另一维度：从这时起，若不珍惜现在就是永别了！晚年的陶醉、回忆的甘甜并不妨碍某天早上期待整装再出发的意愿。你我哪还有什么第二次、第三次机会。这个年岁对于有幸感受人生中的"太迟了"来说已经"太迟了"。

全家福

　　终有某天，童年会变得异常陌生：我们几乎无法认出曾经还是孩童的自己，童年与成年阶段的共存显得怪诞无比。就像一段不幸的曲折经历，像一个精神错乱的雕塑家将作品的鼻梁捏歪、耳朵捏长，雕刻刀下手过重，让雕像脸颊凹陷、苹果肌高耸。到底是经历了怎样的变化，在所有可能的长相中我获得了如今的相貌？瞧我这一脸松弛的皮肤和纵横的皱纹！这一切发生得毫无逻辑可言，但我别无选择，必须承担这残酷的意外选择带来的结果。一张包含了从孙辈到祖父辈的全家福是什么？它向人们讲述了一个残忍的故事：看看吧，这就是你们的未来！这些俊俏柔嫩的小脸蛋儿终会褶皱、头发会脱落、身形会走样直到再也辨认不出芳华时的模样。看着照片上的人们，青年人似乎被年长者支配了，是的，他们的未来早就被控制了，时间之箭似乎只会朝着万物凋零的方向飞。这位活泼潇洒的帅小伙很快会如他的老父亲一样油腻，这个烂漫率真的姑娘也会像她妈妈一样变成庸俗可笑的妇人。某个恍惚间，您从一个侄女的身上看到你母亲的影子，另一位侄子身上也偶尔会流露出他叔叔的音容笑貌。因此，年长者支配年轻人，前者在后者身上刻下无法抹去的印记。命运对于明星来说更加残忍：美好年华的风姿终敌不过垂垂老矣的窘态。西蒙·西涅莱、伊丽莎白·泰勒[1]晚年皆染上酒瘾，满脸皱纹、牙齿脱落的安托南·阿尔托留在大众内心的都是他们生命尾声的形象。当然也有例外：在照片中获得重生的逝去的明星。史蒂夫·麦奎因[2]为钟表品牌"百年灵"拍摄的画报、阿兰·德龙[3]为迪奥拍摄的照片仿佛将他们年轻时的风姿永恒定格，如同被印在光纸上的木乃伊，在自己的青春神话中永不腐烂。如今，借助全息影像也可使去世的

---

[1] 伊丽莎白·泰勒（Elizabeth Taylor，1932—2011），美国演员。曾获第33、39届奥斯卡金像奖最佳女主角、柏林国际电影节最佳女主角、美国电影金球奖最佳女主角、英国电影学院奖最佳女主角等。——译者注

[2] 史蒂夫·麦奎因（Steve McQueen，1930—1980），好莱坞动作片影星，在美国影坛有重要地位，曾经多次被提名金球奖和奥斯卡奖的最佳男主角。赛车（轿车、机车）双料得奖选手。——译者注

[3] 阿兰·德龙（Alain Delon，1935— ），法国著名男演员。曾获第10届凯撒奖最佳男演员奖、第45届柏林国际电影节终身成就奖、第65届洛迦诺国际电影节终身成就奖、第72届戛纳国际电影节荣誉金棕榈奖等。——译者注

巨星们复活：玛丽莲·梦露、饶舌歌手图派克[1]、比莉·哈乐黛[2]都已体验过这项技术，借此技术，甚至可以让弗兰克·扎帕[3]和克劳德·弗朗索瓦[4]重新开始巡演。

对大多数人适用的衰老规律也会遇到例外：有些人很早就开始衰老，三十岁开始就变得无法辨认，另一些人却可以优雅地成熟，用自己丰富的阅历与经验为自己的子孙后代引领人生之路。年龄虽未能让他们变得更加美艳动人，却让他们变得更强大、更高尚。美丽迷人的老年人不在少数。这些人是时间之河中的贵族。

早期基督教教会圣师着力解决的一大问题是：当最后的审判来临时，哪些身体可以复活？是正值年少的还是已经年迈的？现世身体残缺的人复活

---

[1] 图派克（2Pac，1971—1996），原名图派克·阿玛鲁·夏库尔（Tupac Amaru Shakur），美国说唱歌手、演员，拥有超过 7500 万的全球唱片销量纪录，是有史以来最畅销的嘻哈音乐艺术家。——译者注

[2] 比莉·哈乐黛（Billie Holiday，1915—1959），美国歌手，爵士乐天后级巨星。——译者注

[3] 弗兰克·扎帕（Frank Vincent Zappa，1940—1993），美国作曲家、创作歌手、电吉他手、唱片制作人、电影导演。——译者注

[4] 克劳德·弗朗索瓦（Claude François，1939—1978），法国歌手、作曲家、制作人、鼓手、舞者。——译者注

后仍旧残疾吗？殉道者重生后还会再受折磨吗？

圣·托马斯·阿奎纳曾用大篇幅的文字论述这一问题："我们在耻辱中生活，在光荣中重生；在堕落中生活，在清廉刚正中重生；在软弱中生活，在谋杀中重生；在动物的躯体中生活，在高尚精神的身体里重生。"因此，当神迹显现时你我都是透明的，男人仍旧是男人，女人仍旧是女人。他们的生殖器官今后虽已无用却仍会被保留，肠子也会被保留，将来会被"高贵的心境"填充，甚至头发、指甲只要不是太长都会被保留，以便装饰其外观。精子、血液也会被以另外的形式保留。食物会变得无用但仍有可能能食用。人类将被溶解在"精神之躯的金色液体"中，不会堕落、不会腐烂、永垂不朽。[1]这一观点承认人类肉体几乎是完美的，人类躯体此刻会消亡，但终会披上不朽的外衣。随着最后审判的

---

[1] 人会变成无法变老、变坏、腐败的物质。在重生时，身体还是和地球上存在的躯体相似但会摆脱地心引力的束缚，也会摆脱其皮相的束缚，变得和神类似。关于奥利金和尼撒的贵格利（Gregory of Nyssa）的不同思想，详见贝尔纳·伯狄埃神甫（le père Bernard Pottier）1998 年发表于《神学新杂志》第 120 卷的文章《基于尼撒的贵格利观点的基督的仁慈》（"L'humanité du Christ selon Grégoire de Nysse"）。

号角吹响，肉体会重新站立起来。"复活即重新起身振作。"[1]这句话适用于所有人，不论你我是否为信徒。

---

[1] 圣·托马斯·阿奎纳（Saint Thomas d'Aquin），《神学大全》（*Somme théologique*），第三部分，第80个问题。

第八章　人生赢家，然后呢？

> 我始终坚信人生并非亟待解决的问题，而是一场冒险。
> 在面对这场终极冒险时，我仅有的能力是爱与圣洁。
>
> ——乔治·贝尔纳诺斯[1]

品达[2]曾在作品中要求我们"成为你自己"，这句话与古时另一句谚语交相辉映："人贵在自知。"但这位伟大诗人对众人的要求略显奇怪：既然现在自己已经是自己了，如何再变成自己，难道要借助什么诡计或神力吗？[3]对于古代人来说，认识自己即了解自己在浩瀚宇宙之内的能力界限：每个人都是宏观宇宙中的一个小宇宙。你我都不能越界，应严格遵照自己的

---

〔1〕　乔治·贝尔纳诺斯（Georges Bernanos，1888—1948），法国小说家、评论家。——译者注
〔2〕　品达（Πίνδαρος，约前518—约前438），古希腊抒情诗人。他被后世学者认为是"九大抒情诗人"之首。——译者注
〔3〕　针对此问题详见多里安·阿斯特（Dorian Astor）的著作《为明理达观请成为你自己》（*Deviens ce que tu es*，*Pour une vie philosophique*），别样出版社（Autrement），2016。

星轨运行，以此避免言行出格的大罪。现代人与此正相反，从启蒙运动起，"我"便要冒着年老衰败的风险，在各种偶然中全面发展各项能力。在《路加福音》和《马太福音》中关于塔兰（或才能）[1]的故事讲的就是这个道理：一位主人给第一个随从五塔兰，给第二个随从两塔兰，给第三个随从一塔兰。第一个随从随后给他带回十塔兰，第二个带回四塔兰，第三个将他先前埋藏在土里的那枚塔兰带回。主人随即奖赏了前两个随从，并命人追捕最后一名随从。这个故事旨在传播以下令人震惊的结论："将东西赐给已经拥有此物的人，他的财富便越积越多。但对于没有这个东西的人，我们甚至会夺走他已有的财富。"这则故事中蕴含的启示性寓意是：我们应该让自然或神灵的馈赠产生利益，否则将以罪论处。后天的功绩比身世血缘带来的特权更有价值。但现今社会，个人发展并无历史传统或信仰教义可遵从：在个人主义至上的社会中，个人发展通过自我探究来完成，在这个过程中，很可能会以放弃社会、家庭、种族强加于我们的角色为代价。

---

[1] 法语原文为 talent，该词既可指塔兰（一种货币），也可指才能、天赋。——译者注

我就是我，哎……

从今往后，真我——表里合一——应优先于习俗风尚、社交中的真诚及集体中的独特性。但所谓"真我性"，这一概念本身就是矛盾的。

真我是要求我们成为命中注定的、已被提前设定好的、永恒不变的自己吗？我们只需走到出生这一步，然后就可以躺平等死了吗？我们应变成一个不受任何羁绊束缚、不受任何人支配，只遵从自己主观性的人。不要费心改变，也不必在道德上有所精进：你生来就很完美。充分发挥、放大自己的个性，它也是完美的，因为它是专属于你的。不要抵抗任何诱惑，因为你的欲望至高无上。所有人都有义务，除了你。这就是上世纪 60 年代出现的"做自己"的思潮的矛盾性：做自己，仍然需要渐渐变成自己，不能十五岁时就成为未来所有可能成为的样子。

把自己完全交给自己便只剩毫无节制的兴奋：最高价值不再是那些超越我的，最高价值就是我身上固有的特征。我不再需要"成为"什么，我就是我自己，我可以毫无悔意地尽情展示自己的个性、感情和怪诞想法。自由即冲破宿命论束缚的能力，然而如今，人们却要求尽可能地符合决定论的要求（同样的事情要在"一致原则"下发生：每个小团体都要在内部极其团结，完全符合它本身的特性并且不踏出这个小圈子半步）。不为欲望设限，没什么需要定义的东西，不惜在同一个圈子的两者之间设置距离。每个人都只需要按照自己的爱好行事，合自己的心意即可。这种奇怪的自满情绪既出现在民主政体下的个人身上，也会触及那些觉得世界欠他们的人构成的整体。

之后，我们就会变成被称作"我"的东西。做自己很惬意，但只做自己也是一种病。人先完成自我塑造之后，企图重新塑造或自我解构。正是在这个过程中，在宣布自己已经完成"究极进化"时，年龄也许带来了些许洞察力。希腊神谕——"认识你自己"是为了让人了解自己的能力界限与潜能。然而，我就是我，不论我做什么，我的存在总是需要比我目前已拥有的能力多一点。这种做自己的主人的感觉很快可以拥有。当我们成人定性，了解自己或不了解自己会导致什么？德国神秘主义者安杰卢什·西勒修斯（Angelus Silesius，1624—1677）曾说："我不知道我是谁，我也不是我所认识的我。"弗洛伊德补充道："我不是我认为的那个我，'我'并非自己的主人，他被无意识及'超我'的强大力量驱使、被欲望的狂潮和精神审判约束。"即使精神分析经常让患者拥有从内心深处的深渊解脱的美妙感受，该观点也无法使所有人成为另一个人或一个从本质上不同的存在。

风险不仅限于会自视过高——且这种风险很高（夏多布

里昂和维克多·雨果皆是很好的例证），同时，很可能会困于
自己的独一无二，一直重复同样的人设。宣布自己将成为不同
于当下的自己的人魅力难道不会更大吗？每个人都要花费近半
个世纪找寻自己，之后，迫不及待地期待尝试些许迷失。若每
个人都有多重人设，人生的最后一幕呈现出的将是哪一个呢？
心智不成熟的时限超过正常值也许是一张王牌，是直至暮年都
能充满激情地面对世界的方式。所有人——或几乎所有人——
都想成为"青春"这片已经消失许久的乐土的荣誉居民。四十
多、五十多甚至六十多岁的人还在口口声声地说："我觉得自
己还年轻哩。"面对显而易见的事实还是如此幼稚，从这一点
上说，他们的话也许有道理。贝矶[1]曾说："四十岁是可怕的、
不可饶恕的年纪……人们无法诓骗他们了……因为这是我们成
为自己的年纪。"[2]如此决绝的人生观好像一个断头台：四十多
岁的人被困在这个人生阶段中无法脱身。孑然一身，独立于
世，很快就会厌倦。因此，他们急盼从四十岁的人设中抽身，
投身于行动、工作和爱情中。这样一来，贝矶的句子便不再可
怕，也没什么无力转圜的绝望感，即使有也是因为在他生活的

---

〔1〕 查尔斯·贝矶（Charles Péguy，1873—1914），法国著名诗人、作家、编
辑。——译者注

〔2〕《半月笔谈》（*Cahiers de la Quinzaine*），XII，1910 年 10 月 23 日，前文提
到的米歇尔·菲利伯特的著作中曾有引用，第 217—218 页。

年代，四十岁已经算是一只脚踏入老年阶段了。但在当今社会中，四十多岁的人还算是半个孩子呢，他们仍有大把的时间与资源来改变人生，重新发现自己。米歇尔·福柯在职业生涯的末尾大肆宣扬的"关注自我"，在学习阶段甚是合理。之后，它开始流于惰性或谨慎的自我保护。将自己当作关注的主题同时须努力避免做得太过明显。

　　卢梭曾清晰地区分积极的"自爱"和可能催生出与他人竞争、对比的"自尊"。这是第三种令人担忧的"自爱"，它与通俗化的弗洛伊德学说共同发展，它将所有人变为一个问题与紧张情绪的小包裹，时不时被放置在他人或精神分析师脚下。[1]这是基督教忏悔词中的一句记录，自我检讨可以将渺小变为令人心潮澎湃的史诗：一切皆有意义，一切皆值得被记载，不存在废料残渣，理应自我剖析、不停联合。大家都认识这样的人，他们拘泥于自己的小世界，陷入烦忧无法自拔。（这完全符合"不幸"的定义，即永远无法从自我中解脱。）他们始终无法释怀，无论去往何方，无论做什么，都会重新陷入自己的困境中。他们自认为拥有强大的心理，却总是为最无关紧要的口误或欠妥行为辩白，宛若在努力争取战功。他人的评论即是

---

[1]　"自从我开始进行无意识研究，我之于我自己变得甚是有趣。"西格蒙德·弗洛伊德，致弗利斯的信，1897 年 12 月 3 日。

诅咒，他们不停地从中破译信息，好像在破解一个困难无比的谜语。如深渊般的"我"困住了他们，如同地狱般永无解脱之日，"我"像一个贝壳将他们死死封住。

向"非我"敞开心扉也无法减少个人存在中的多变与无常。萨特在《文字生涯》中不无戏谑地承认他是在"对一切不忠的前提下"[1]进行自我塑造的。对自我的不忠其实是另一种形式的忠诚，就像婚外恋人对婚外恋情始终如一一般。这应该算是对某种有限制的剥夺的期待：成为另一个人的同时继续做自己。在萨特之前，纪德曾大声疾呼："未来，我爱你不忠。"他诚邀自己的读者奔向"与自身相对的另一极端"。但这所谓的"另一极端"其实也是"我"：人人都想自我逃避，然而不论我们说什么都无法摆脱自我。这种期待改变人设的向往与对新鲜事物的饥渴或违心而立的假誓言无二：意欲与时俱进，甚至当与时代脱节时也想自我否定。但即便是违心而立的誓言也要自己亲口说出。他想不动声色地全身而退。叛徒总是叛变，他通过一系列叛变行为对自己的人设效忠。他的大转变不过是行为持续性上的变化。

---

〔1〕《文字生涯》，出版信息见前，第198页。奥利维耶·雷伊（Olivier Rey）就此问题发表过真知灼见。详见其作品《疯狂的孤独》（*Une folle solitude*）。

自由的三副面孔

在人生的冒险中毫无方向甚至可以被看作自由的条件，同时也是自由的诅咒。生活强迫你我在各种明暗对比、犹豫不决中自己探寻方向。我们在错综复杂的歧途与死路中生生踏出一条道路，一路上偶见光明。每次觉得柳暗花明、前路璀璨时就又冒出了其他危险。每个人驾驭自己人生的自由和能力都会遇到至少三个阶段——反抗、限制、孤独——这三个阶段并非总是首尾相连。童年期结束时，针对家庭、师长与既有秩序的反抗率先出现。孩子们希望无拘无束、肆意成长，证明自己的能力。已经从教育中尝到甜头，想要冲破管束枷锁的青少年大声疾呼："我是自己的主人！"之后的人生证明自由也是责任，它迫使我们承担自己行为的一切后果。对于一切，我必须亲口回应，毫无逃避：没有人是绝对自由的，我们都被狭窄的铁颈圈桎梏、囚禁。人生岁月，既是蜜糖，也是砒霜。自由的代价，能够用第一人称说话的权利、说"我"的权利即是存在的孤独，几近于绝望。我独自一人承受一切，我独自一人面对死亡，我只能是我，永远被禁锢在这具命定的躯壳中，永远被禁锢在自己书写出的历史中。这是人的自主性的黑暗面。如果说我本身就是自己的障碍，当我承受痛苦、举步维艰、面对失败时，我应指责谁呢？只有解放是令人振奋的，到手的自由永远令人失望。

利用既得自由耍花招，谈论无边界的自由，将青少年时期的叛逆与反抗无限延长很是诱人。如同大家还都是三四十岁，仍然在父母和社会的庇佑下，自己面对的所有困难都可归咎于后两者。天真无辜与脸蛋的圆润光滑一起消失：为自己的行为负责，无法将责任推脱到他人身上的日子总会来到。我需要为自己收集证据并辩护，我会据此被审判。这是成为大人的烦恼，也是成为大人的好处。从长大成人的那一刻起，我们不停在反抗与请求协助中找寻平衡：我遇到困难时请你们来照顾我；我万事顺意时请离我远一点，让我清净清净。民主社会的温柔之处在于通过在人与人之间缔结连带关系减轻公民的孤独感。连带关系可以捍卫权利、减轻痛苦。

　　因此，生命的意义是个始终无法得到万全回答的问题。那一刻总会到来："我是谁"不再成立，需要用"我是什么"来代替。在生命中的这个阶段，我可以做什么呢？为了从自我中脱身，需谨记"我们与自己间最短的距离是整个宇宙"（马尔科姆·德·沙扎尔[1]）。命运的价值由生命中的各种相遇增添，若无美妙际遇，你我的生命都无厚度可言。变老即是支付一笔无期借款，在生命中相遇的每个人都成就了你我，我们每个人

---

〔1〕　马尔科姆·德·沙扎尔（Malcom de Chazal，1902—1981），毛里求斯作家、画家。——译者注

都是一部被称作"我"的集体杰作。

众所周知，许多人会迫使自己成为不是自己的那个人或者极力隐藏自己最真实的一面（如涉及性别取向时）。但当他们真正可以做自己时又会感觉无比幸福（塞涅卡），好像在世界的狂风暴雨中终于找到了一片平静的港湾以栖身。找到属于自己的路是与自己和解的第一步。能够成为自己命运的主宰者是最幸福的时刻。从这一刻起，人不再受外部世界的指挥和操纵，你我行事只为自己。早早找到适合自己方向的人真幸福，他们不会在歧途中迷失自己。昔年，在西方，若想重新做自己，要么借助皈依某一宗教，要么通过委身于一位主人或一种道义伦理，总之要放弃自己真实的存在。曾经，人们为了遵守某项社会秩序不惜抑制真正的天性。若想改变人生，首先应确认你的人生属于你自己，而非上帝、教会、教堂、清真寺、你生活的社会或阶层。这不仅以弱化部族、家族或传统人际关系为前提，同时意味着，经过代际更迭后，人们确定相比墨守成规，改变才是正确的决定。依照启蒙运动思想家们的观点，成长，成为普罗大众中的一员，即从一直被监护的孩童时期的"他律"变为成年后自己设规立矩的"自律"的过程。

不再克己复礼、对他人亦步亦趋，想要活出属于自己的人生是最近才出现的人类新鲜的向往。美国人有句话尤其能反映这种期望：每个人都应顺应其心意，自己执笔书写命运的剧本。反观美国社会中各种不公平现象和歧视问题，这句话不免略带讽刺。基于贵族统治建立的旧世界长久地致力于与"活出自己的人生"的愿景对抗。"人生在世，命数已定，唯有听天由命。"[1] 20世纪初赖内·马利亚·里尔克在巴黎如是说。他说，甚至是对专属于自己的死亡的期待都变得越来越罕见，每个人都"因找到了一种还算适合自己的死法而幸福"[2]。正因自由，我们才拥有所谓命运。疯子没有命运，他们排成紧凑的方块队沿着同样的方向，朝着同样的终点进发。民主人士以此种盲从为敌。他们希望成为自己唯一的主人。即便是追寻专属于自己的幸福，享受在自己可以掌管的范围内做自己的主人的喜悦，也不会使人们对意外带给我们的美妙视而不见：比如，人人都会保有一个带有剥夺性色彩的梦。爱便是最好的例子，因为爱首先要求不受束缚，心甘情愿地任由自己被剥夺。

通往未知的门

不论在什么年纪，"过得好"也许可以被归纳为以下两

〔1〕《马尔特·劳里茨·布里格手记》(*Les Cahiers de Malte Laurids Brigge*)，埃米尔·保尔兄弟出版社(Émile-Paul frères)，1947，法译本由莫里斯·贝茨(Maurice Betz)翻译，第10页。
〔2〕同上书，第11页。

点：一、一旦找到了适合的生活方式便不再改变；二、始终保有追逐世间美好的权利。并非要完全和以前的生活告别，但人们始终可以期待未来拥有让人意想不到的一面，期待它令人愉快，期待它让人眼前一亮而非陈腐又无趣。年轻时对命运抱有一片赤诚期待，通常可以助人冲破人生中各种束缚的枷锁。这就是远行的魅力，也是暂别当下的魅力。它们将人推入未知的世界，在时间轴上挖出一段让人受益良多的缺口。在及时行乐与尊重现实的准则外还应再加一条——出门远行。走出家门可以见到形形色色的大千世界，体味丰富多彩的百味人生。他乡、海外总能带来新的顿悟。

在旅行或某次意外发生的事件中，人们经常会收获震动心灵的启示：佩居歇先生[1]即是如此。他被一位有失体面的农妇扰乱了情思，躲在篱笆墙后看她嬉戏，突然开始质疑自己抄写员的职业。这种如神启般的召唤在宗教、情色和旅行中起到决定性作用，召唤他走向肉欲、走向神、走向另一片土地，这件事值得震惊吗？通向未知世界的门是一扇神圣之门，人一生中至少要推开一次：一切都悬在这个简单的动作上，好像皈依宗教一般，它可使人从自我中解脱，从令人窒息的循规蹈矩中解脱。意外可谓世俗世界中的"神启"。

---

〔1〕 法国作家福楼拜小说《布瓦尔与佩居歇》中的人物。——译者注

未来未知，也就是说它充满可塑性，你我都有可能碰到一些闻所未闻、见所未见的新奇事，且这些事极有可能出现在生命的最后几年。对于冒险的狂热永不会减。不论何时都有朝新的命运启航的可能性。然而，这一切并非毫无风险：大家慵懒闲散地生活了三十年，在毫无准备的情况下突然要在人生的最后时刻表现出几分英雄主义色彩。很多五十多岁的人，不论男女，圆滚滚的身材，在家待惯了却突然投身于一项过激的运动中，最终不得不被送急诊。已经进入老年的人却突然来了走钢丝的杂技演员的自信，贸然尝试蹦极运动；退休的老者突然成了爱冒险的尝鲜者，竟要深入人迹罕至的沙漠猎奇；年事已高的老头儿突然接收到卡萨诺瓦的召唤，落入伶俐妮子的手中，最终被"吃干抹净"……这些情节在喜剧作品中司空见惯。年纪确实是做某些事的限制，对待身体机能还是要持审慎态度。贝尔纳诺斯在其作品《一位乡村教士的日记》（*Journal d'un curé de campagne*）中曾谈论过因受战争影响而洗心革面的公子哥儿们。谢天谢地，咱们不用经历什么战争就已经足够明白事理了。在人生中每向前迈进一步，都有可能顿悟"老年人"三个字背后的意义。

为避免灵魂衰退，也许必须要站在敌人的角度上看问题，这是《新约》给我们的训诫。敌人有时也是赐予我们灵感的守护神。学习让自己变成自己的敌人，那个唤醒你的人、用锋芒刺激你的人。这也许才是美好生活的真谛：培养思想上的分裂。这些分裂会震动您的心智，促使您以缓慢但扎实的步伐缓缓前进。

"若我内心的魔鬼离我而去，恐怕住在我内心的天使们也马上要飞走了。"（赖内·马利亚·里尔克）

成功，但并非百分之百成功

一旦我们在生活中已经成功，接下来将会发生什么呢？[1] 是应该躺在自己的荣誉上，等着他人为我们编制皇冠，在胸前挂满闪闪发光的勋章吗？应该将成功看作一项遗产吗？这些问题是近些年成功的工业家、研究者、数学家、航海家、艺术家等——不论其性别——经常会面对的问题，他们已经走到荣誉的顶峰，但还是不得不继续依附于自己的事业或默默地做自己事业的见证者，这份事业在充分利用了他们后会立刻将他们抛弃。[2] 所谓成功的生命——若是真实存在的——根本无法用逻

[1] 若对此问题感兴趣，可阅读吕克·费希的著作《什么是好生活？》(*Qu'est-ce qu'une vie réussie?*)，格拉塞出版社，2002。

[2] 2009—2010 年，巴黎现代艺术博物馆曾组织了一场名为"最后期限"的展览，展览中展出了十二位蜚声国际的艺术家在垂暮之年的大作，如德·库宁、汉斯·哈同、陈箴及罗伯特·梅普尔索普的作品。

辑推论分析。它不过是一系列被战胜的挑战和失败，是一系列曾经不可言说的耻辱后来蜕变成了荣光。生命好比一座高峰，人在五十岁左右便停止攀登，年过五十后，人会顺坡而下，伴着氤氲的夕阳，重新走向低矮的平原地区。上述比喻中的场景甚是吸引人，但它终究是个比喻。日臻成熟的过程通常伴随着满怀伤感地审视自己未曾完成的一切。但这份伤感同时空洞地勾勒出一片巨大的有待开发的区域，即有待探索的未知人生。

在理想状态下，成功的生命会将所有被人热盼的结果汇集成一体，汇集到被古希腊人称为"excellence"的状态，即在某一具体领域达到完美。有时，行将就木的生命会符合凝固原理：在短短几年内完成所有曾经被忽视的事。没人能为"成功的人生"找出精确的定义，即使可能也会陷入笼统概括、泛泛之谈的泥沼中。但每个人靠本能就可辨认出何为"糟糕的人生"或"丑陋的人生"。怎样安抚失败者，怎样调解竞争，怎样让失败者重新在社会中找到立足地，如何给予他们第二次机会？这是困扰教育界的问题，也是在政治领域亟待解决的问题。怎样避免怨妒，怎样避免深仇大恨，怎样从失败中重整旗鼓，怎样避免像茨威格笔下的人物似的说出下面的话："我的身体里一直住着一个失败者，一个一心想翻盘的失败者。"[1]也

---

[1]《象棋的故事》(Le Joueur d'échecs)，存货出版社，世界系列。

许更应该谈谈朝气蓬勃的人生：一种向着未知困难努力绽放的人生，逃过不得不对人生进行总结的命运、拥有未知的能力的人生，行将结束的人生。所谓的"成功"也有其弊端，一提到"成功"仿佛所有的追寻都已结束，因为最期待的结果已经达成，所有的冒险与探索都已被画上句号。

完成任务、达到目标会带来极大的荣誉感，但这份荣誉感背后泛着丝丝缕缕的忧愁——人生停止漂泊的淡淡的忧愁。目标和任务业已完成，人生仿佛找到了停泊的港湾，注定要停滞不前。想象一下回到家中的可怜的尤利西斯，正如伟大的希腊诗人康斯坦丁诺斯·卡瓦菲斯[1]所说，他希望尤利西斯越晚回到故土伊塔卡越好：

> 旅途漫长，可缓缓归矣：
>
> 愿行程持续多年，
>
> 愿你于迟暮之年重返故土，
>
> 这些年漂泊在路上的一切经历与所得会使你富
>
> 有。[2]

---

[1] 康斯坦丁诺斯·卡瓦菲斯（Constantin Cavafy，1863—1933），希腊诗人。——译者注

[2] 康斯坦丁诺斯·卡瓦菲斯，《伊塔卡》（*Ithaque*），该诗由玛格丽特·尤瑟纳尔（Marguerite Yourcenar）译成法语，收录于《诗歌》（*Poèmes*），伽利玛出版社，1958。弗拉基米尔·扬科列维奇将尤利西斯（转下页）

返回故土不过是一次中转。求而不得时愿望才最珍贵，尤其是对自己的愿望还不自知时：相比具体目标，过程其实更吸引人，只有在流动的人生中才能感觉自己还活着。有些人甚至会尽力做到在自己的领域不要尽善尽美，以便为未来留出余地，不把自己的前路切断。（比如某些生活富足享有特权的人，他们几乎是主动挥霍、糟蹋自己的财产，只为重新开始一段疯狂进行财富累积的惊心动魄的人生。）《福音书》里说，上帝希望人们一直找寻他，不是为了最终找到他，只是为了让人一直找寻。

塞缪尔·贝克特曾说，我们只需要失败、尝试、再失败、再尝试、再失败……真理是怎样从错误和对错误的不停修正中诞生的？即使到了备受尊敬的年纪，我们也无法成为可以成为的那个人。总是像牡蛎吸附在岩石上一样被紧紧束缚在"自我"中使人疲累，偶尔偏离"自我"，接受新事物或"他性"的挑战对你我皆有巨大吸引力。谁能使我更充实，谁能让我超越自我？只能拥有一次生命、一具躯体、一种身份、一种性别真是太惨了，若能拥有多次生命、多具躯体、多种身份、多种性别，我们就可以随心所欲地经历百味人生！我多么希望自己

（接上页）"现代化"，让他披上了"浪子"的外衣。在与妻子佩涅洛佩（Pénélope）重逢后，他立刻逃走，在海边的洞穴中燃起对卡吕普索（Calypso）和喀耳刻（Circé）的思念，因为他以"忧伤"换取了"失望"。《不可逆与怀旧》，出版信息见前，第291—292页。

能以女人、印度人、南美人、中世纪人、文艺复兴时期的人、玛雅人的身份重生，甚至是转世为一只狼、一只熊或一只山雀！我多么希望灵魂转世能无休无止地发生在自己身上！

并非"一切皆有可能"

幸福生活不仅是"少年时期的梦想在成年时成真"（维尼[1]，《桑·马尔斯》），同时也是命运聚集于某个更宽泛的东西，向着某个维度打开自己。今生今世的生活每一秒都是完美的，且每一刻都应追求完美。只需将"潜能"与"可能"加以区分。"潜能"在青少年时期尤为重要，是通过学习与练习开发能力、激发潜能的时期，是对每个人来说都不可或缺的时期，是内在发展的时期。通过劳动与认知，人们成长为"自我"。"可能"则完全不同：是"我"以外的概念，"可能"是在外部世界与我的愿景中达成和解，它使你我身上不为人知的一面展露于世，迫使人们超越自己。我凭借自己的能力实现自我，凭借自己的阅历超越自我、重塑自我。"我从未想过自己能够完成这件事。"这句话中便蕴含了上述道理。人们从掌控

---

[1] 阿尔弗雷·德·维尼（Alfred de Vigny），法国浪漫派诗人、小说家、戏剧家。——译者注

自我的可能性过渡到借助现实扩大自己的存在。

不要用荒谬无稽的希望哄骗自己：从某个年龄起，我们便无法像掷色子一样肆意放任地生活了，我们无法随心所欲，无法投身于生物研究、汽车竞速赛、跳伞运动，甚至无法解数学题。"天空是唯一的限制"这句话在二十岁时便有待商榷，六十岁时更值得怀疑。美国人信奉的"你能行"的价值观让人们相信自己只要撸起袖子开始干，能力便没有界限。这是一个信奉"高效婚姻"、崇尚"个人意志"的民族的乐观主义精神。此时此刻我们应比任何时刻更重视选择的必要性，应放弃对人类能力无限性的痴迷。年龄是不确定性的减速器。勤谨克制也能增加自由程度。

在某些特殊时刻，我们也会满腔热血、心怀渴望与梦想，但由于梦想与渴望的种类太过繁杂，你我便无法拣选分类。这种令人眼花缭乱的纷乱庞杂会让人麻木，这感觉类似于少年时期面对眼前所有坑你的人生道路生出的晕眩感。安里－佛烈迪克·阿米埃尔[1]在《阿米埃尔日记》中写道："现实是骨感的，然而可能性是丰富的。"他生活在19世纪的瑞士，是个靠年金生活的食利者，终其一生都被意志缺失症折磨，由于缺乏接受

---

[1] 安里－佛烈迪克·阿米埃尔（Henri-Frédéric Amiel，1821—1881），瑞士哲学家、批评家，先后担任日内瓦学院美学教授及道德哲学教授。——译者注

所有可能性的能力，他的生活经历并不丰富。无论年龄大小，在这个世界上总有潜在可能等待着我们。弗洛伊德说，人们可以从精神分析中期待的并非"与现实和解而是与自身能力和解。想我所想，及我能及。并非想我所及，在现实面前屈服；也非及我所想——认为自己全知全能。愿你我都能发挥自己的作用，讲述自己的故事，以自己的方式回应这个世界。去爱，去工作"[1]。

生命中的"小阳春"即是如此：重新收复已经丧失的可能性，即使这可能性如驴皮一般每日都在缩小。应让心智意志永远敞开，始终保有感动与爱的能力，永远不要满足。马塞尔·普鲁斯特在提到一位卖牛奶咖啡的小姑娘时，说她"脸颊在晨曦的映照下微微泛红，胜过朝霞"。她沿着停靠在车站里的火车车厢，向刚刚苏醒的旅客们兜售咖啡。普鲁斯特写道："我从她身上感受到活下去的渴望，每当我们重新意识到美与幸福时，心中都会重新生出类似的渴望。"[2]过往岁月的魅力便蕴藏于这种简单却重要的事中：不知道将会遇到什么，坚持探

---

[1] 见前文提到的埃里克·德沙瓦纳和皮埃尔-亨利·达瓦佑的作品，第305—306页。

[2] 马塞尔·普鲁斯特，《在少女花影下》（*À l'ombre des jeunes filles en fleurs*），收录于《追忆逝水年华》（*À la recherche du temps perdu*）第一卷，七星诗社出版社，1987，第655页。

索新的道路，不要永远只做自己。这便是"中断"的重要性，是对"不辞而别"的期待。在生命中，还能期待什么呢？乐事、喜事，与比我们出色的人浪漫邂逅，许我们与之相见。生命结束前的虔敬祈祷中，不论男女都经常会说：主啊，许我最后一次爱情的火焰吧，许我老年阶段里的一次新生吧，让我生命的最后几年除了命运赏赐的平静安详也能受到爱情的照耀！"成功的生命"是永远在新生的生命，因此，重新开始的能力相比所学更重要，它拥有不断迸发新激情的力量。同时，要满足于世界向我们提供的一切，并不停向其索取，在它身上挖掘一切奇闻逸事、风暴激流。正因为生命的起点与终点距离极远，因此生命才显得更加丰富多彩：昆西·琼斯[1]即是如此，他出身于一个极小众的文化圈中，却最终成为举世瞩目的艺术家。总有办法可以从容淡定地绕过看似不可逆的天命，虽然最后没人能逃过死亡这一不可逆的终点。

　　想要活出一场曼妙人生需要遵循两个相悖的原则：既要对自己的命运满意欣慰，又要对世界上的其他流言蜚语、奇闻

---

〔1〕　昆西·琼斯（Quincy Delight Jones Ⅱ，1933—），美国首位在大型音乐录制公司担任高级管理人员的非洲裔美国人，首位重要的非洲裔电影音乐创作人。他不仅是负有盛名、成就卓越的黑人音乐艺术家、唱片专辑制作人、作词家、作曲家、企业家，而且是人权运动社会活动家、慈善家。——译者注

逸事警惕期待。如今，要置身于大千世界的奇事中，要对外部世界时时抱有惊奇和慨叹。继续向前是幸福，短暂停歇也是幸福。收敛沉静是幸福，膨胀狂热也是幸福；陈词滥调是幸福，流言蜚语也是幸福。如此对比才是幸福唯一的催生因素。

在误会中传承

托克维尔[1]曾说，在民主社会中，每一代人都可构成一个崭新的民族，传统仅是客观存在的信息，绝非务必遵守的命令。因此，传承就变成一个极具争议性的任务：因害怕被彻底遗忘，前辈们甚至很想在后辈面前卑躬屈膝、下跪求饶。柏拉图在他的著作《理想国》中对此早有提及。但是，全方位向后继者屈服，一挥手扫除所有既得遗产，并不是在帮助后辈，而是将他们困在"现在""现实"的牢笼中，对于"现在"与"现实"来说，他们既是镜子，也是回音。因此，人们不再成长为成熟的大人，以

---

〔1〕 亚历西斯·德·托克维尔（Alexis de Tocqueville，1805—1859），法国政治思想家、历史学家。——译者注

便避免成为奴颜婢膝的长者。没有人想了解人世漫
长的必要性，大家都成为"青年"与"当下"身后
谄媚的追求者。良师成为仆从，监护者成为奉承者。

若按大众观点来看，人类经历的教育关系的改
变皆由技术革新导致。孩子们摇身一变成了父母的
家长，他们每天将互联网的入门知识传授给父母。
他们是"数字原住民"(尼古拉斯·尼葛洛庞帝[1])，
不再崇拜成年人身上被误贴上的代表知识与智慧的
标签。"重要的不再是属于哪一个社会阶层、种族或
经济阶层，而是属于优秀的一代人。现在，富有的
都是年轻人，贫困的都是老人。"[2]从今往后，要由
孩子教育父母了，像是培养新移民的孩子一样，要
由孩子训练父母适应新的世界形势。年龄的等级制
度将被彻底打破：年长者没什么可传授的，对他们
而言，一切皆需要学习，他们是"新文盲"，是被新

---

[1] 尼古拉斯·尼葛洛庞帝(Nicholas Negroponte，1943—)，美国计算机科
学家，麻省理工学院媒体实验室创办人兼执行总监、麻省理工学院教授、
《连线》杂志的专栏作家。因一直在倡导利用数字化技术促进社会生活转
型，被西方媒体推崇为电脑和传播科技领域最具影响力的大师之一。——
译者注
[2] 尼古拉斯·尼葛洛庞帝，《数字化生存》(*L'Homme numérique*)，米谢
勒·加郎(Michèle Garène)译，拉封出版社，1995。

工具淘汰的人。杰夫·贝索斯[1]和史蒂夫·乔布斯似乎都曾说过"You are too cool for school"［你太酷了，不适合去学校（那里只会培养机器人）］。任何人只要愿意，可以接触任意知识，但对一门严谨学科进行入门学习并非如此简单。对天体物理学或有机化学稍作了解无法让人成为天体物理学家或化学家，甚至无法作为这些学科的普及推广者，仅可勉强算作卖弄学问的文盲。网络时代知识可达性的全民化也是无知的全民化。智者并非因从兴趣出发而在某一领域获得成功，他要将整个生命奉献给同一主题的研究。硅谷很多高管因为 iPad 等平板电脑或其他电子产品有损小朋友注意力的集中且不利于创造力的培养，禁止自己的孩子使用这类电子产品。我们更应摒弃对信息技术的幻想。不应将"知识"与"技能"混为一谈，年轻人的灵巧是技术上的功绩，绝非技高一筹。[2]作为老年人，我们的责任在于传承过去，让曾经的伟人重生，将他们从地下唤醒，

---

〔1〕 杰夫·贝索斯（Jeff Bezos，1964—），全球最大的网上书店 Amazon（亚马逊）创始人。——译者注

〔2〕 若想对该主题进行深入了解，详见卡特琳娜·夏利尔（Catherine Chalier）的著作《世代相传》（*Transmettre de génération en génération*），Buchet-Chastel 出版社，2008，第230—231页。

让其精神继续存活在现实世界，与此同时，我们也应掌握新技术，否则会成为这个时代中的异类，一个游荡于充斥着他无法理解的符号的世界中的幽灵。老年人在电子产品面前多表现得像个文盲，这一点剥夺了他们在当代充斥官僚主义的社会中的生存技能。他们在新生事物的海洋中努力找寻方向，就像人们茫然地搜索好节目的广播信号一样。

从某个年纪开始，所有人都变成了时间长河中的外来移民。曾经的高雅词汇不再适用，人们的反应也发生了翻天覆地的变化，所谓"共同语言"都是骗人的，所有人都需要找到一个媒介、一个翻译，将属于特殊群体的特殊语言变成大家都能理解的共同表达。语言让人可以在时间和社会中为自己定位。人们必须重新学习年轻人的习惯，采用他们的新表达，更新自己的品味，否则就会跟不上时代。借助美食，我们和城市近郊的高中生学习流行于他们之间的暗语，其过程和学习外语无异，只是在使用时，人会觉得更不好意思，或者说是害怕自己看起来很可笑。每一个年龄层都有专属的语义符号，随着时间的流逝，专属的表达方式会失效、过时，除非这些词足够有趣、有创意，人们认为它们的表意足够丰富，此时它们便会被纳入大众共同使用的词汇中。人类语言每十年会在实际使用中沉积一些表达方式和固定用法，就像河流裹挟的泥沙层层堆积，隔段时间土层的表面就会更新。

成年人的错误在于自认为掌握了了解的一切，但知识并非永不流动的一潭死水，它与人类进步的步调一致，时刻在变化。时移世易，重大历史事件在人心底激起的感情也会发生改变。每次都要耐心地将人类准则用一种所有人都能明白的特殊语言符号表达出来，既不能过分庸俗化也不可损害其表意，要动用一种与生俱来的消除误会的技巧。需要借助一种时间概念上的GPS，以便让所有人待在同样的波长上。若真如奥克塔维奥·帕斯[1]所说，"语言因饥渴而死"，为其解渴的最好方式便是让忽视语言甚至怀疑其存在的人重新对语言生出渴望。

过去是一份财富，我们应致力于让其重生，以避免剥夺后代接触过去的权利。将开启世界的钥匙交给子孙，并非让他们模仿我们的行为，而是请他们在详

---

〔1〕 奥克塔维奥·帕斯（Octavio Paz，1914—1998），墨西哥诗人、散文家，1990年获诺贝尔文学奖。——译者注

细地了解情况后对我们提出质疑。这是一种自由，他们也许会依仗这份自由将矛头重新指向我们："我教会了你我的语言，你却只知道可以用它来恨我。"（莎士比亚）重要的是有表达的能力：继承关系已经注定，亲子关系已经缔结。只要不像当今社会上许多预言灾祸的人一样，只向后代讲述生命和人性的黑暗面，我们已经帮孩子全副武装以应对未来。每一代人都只能完成一个具体的历史使命，之后便要退位让贤。一代人只是长长的时间链条上的某一环节。弗雷德·阿斯泰尔[1]与迈克尔·杰克逊多次相遇，据说前者为后者带来了很多灵感，并观摩了歌曲《战栗者》（*Thriller*，1982）的音乐录影带拍摄。弗雷德曾给迈克尔·杰克逊发过如下电报："吾身已老，只等人接班。谢谢。"[2]一旦功成，大师应做到坦然隐退。

---

[1] 弗雷德·阿斯泰尔（Fred Astaire，1899—1987），又译佛雷·亚斯坦，本名菲德利克·奥斯特利兹（Frederick Austerlitz），美国电影演员、舞蹈家、舞台剧演员、编舞、歌手、制片人。1950 年，获第 22 届奥斯卡金像奖荣誉奖。1981 年，获美国电影协会终身成就奖。1999 年，被美国电影学会选为"百年来最伟大的男演员"第五位。——译者注

[2] 马克·朗布龙，《迈克尔·杰克逊的生与死》，法国国家博物馆联盟出版社，2018，第 29 页。

第五部分

—— **精神不死** ——

第九章　死亡，你的胜利在哪儿？

> 人皆有一死；然而，即使大家对此心知肚明，死亡对于
> 每个人来说都是一场意外，充斥着过分的暴力。
>
> ——西蒙娜·德·波伏娃

《塞甘先生的山羊》

写给孩子们的童话都有至少两种解读方式：一种具有感
化作用，旨在教育；另一种更为隐晦，有时甚至难以捉摸。以
阿尔丰斯·都德的《塞甘先生的山羊》为例，乍一看，这是一
篇有关违抗命令的寓言。塞甘先生是生活在普罗旺斯地区的牧
民，但他一只羊也守不住，因为他养的羊总是被大自然吸引，
无一例外会逃走最后被狼吃掉。他饲养布朗凯特时，同样的事
情再次发生：小羔羊深感生活无聊，意欲逃走。他将它锁在牲
畜棚中，但是小母羊还是从围栏上的裂缝逃走了。它在大山中
欢腾蹦跳，尽情享受自由，在其他羊的陪伴下大口大口地嚼着
鲜嫩多汁的小草。夜幕降临，小羊羔瑟瑟发抖。大灰狼出现在

高高的草丛中，沉着地堵住了它的去路。它与恶狼整夜搏斗，黎明破晓时，终于筋疲力尽，浑身是血的小羊羔静静地躺在血泊中，任由恶狼吞食。

这个故事讲给不守纪律的小朋友听很显然是为了赞颂规矩的力量：违抗父母或老师命令的孩子总会自食恶果。不听话的孩子会倒霉的！然而，在这个平淡无奇的寓意背后，隐藏了更为丰富的解读方式：任何生物成年后都会尽享自由，直至暮年。之后，即使它负隅顽抗，死亡也不会饶过它。塞甘先生的山羊并未屈服，它与恶狼顽强抗争到用尽最后一丝气力。这场发生在夜色中的殊死搏斗让故事变得丰富多彩。"人之所以斗争，并非为了战胜恶，只是为了不让恶获胜而已。"（塞涅卡）

人们是否可以平静地接受死亡，与其握手言和呢？不能，因为死亡不停地蚕食我们，让我们一点一点地化为灰烬，它仿佛腐蚀、分解人类的酸啤酒（居伊·德·莫泊桑）。[1]它并非可与之谈判的敌人，而是一条不容篡改的法律，每日每日，不停腐蚀你我的生命。人类只能与死亡签订暂时性的"休战协议"。生理学家马利·弗朗索·泽维耶·比沙[2]曾说："生命是

---

〔1〕居伊·德·莫泊桑，《漂亮朋友》（*Bel Ami*），保尔·奥伦多夫出版社，1901，第160页。

〔2〕马利·弗朗索·泽维耶·比沙（Marie François Xavier Bichat, 1771—1802），法国著名解剖学家、生理学家，当代组织学之父。——译者注

一切与死亡抗争的力量总和。"这句名言曾被无数次模仿、引用。即使仍有人对"死亡"的定义争执不休[1]，但它始终是人们议论的焦点。伴随着流逝的每分每秒、每日每夜，你我都在渐渐走向死亡，直到生命的最后一小时来临，那便是死期。生命诞生于抑制细胞自我毁灭，即"细胞凋亡"（让·克洛德·阿梅森[2]）。细胞凋亡即有机体主动自我摧毁。普鲁斯特曾说，生存就是持续与贯穿于你我整个生命的碎片化、连续性的死亡抵抗的过程[3]。若细细品读比沙的话，也可以得出相同的结论："死亡是歼灭生命的力量，死亡是为了更好地重生。"我们从地球上消失，后辈才可以出现在人世间。

永远爱时间

当今社会充斥着一段奇怪的悲歌：死亡也许在被威胁。死亡越来越罕见。麻省理工学院教授、人工智能专家杰拉尔

---

〔1〕 安德烈·克拉斯菲尔德（André Klarsfeld），弗雷德里克·雷瓦（Frédéric Revah），《死亡生物学》（*Biologie de la mort*），Odile Jacob 出版社，2000。在二位作者看来，没有任何高等规律规定生物要衰老、死亡。

〔2〕 让·克洛德·阿梅森（Jean Claude Ameisen），《生物的雕塑》（*La Sculpture du vivant*），门槛出版社，2003。在作者看来，抑制细胞凋亡的过程或将人类寿命延长至自然法则规定的界限以外已成为 21 世纪医学最具吸引力的挑战。

〔3〕《在少女花影下》，引用信息见前，第 221 页。

德·杰伊·萨斯曼（Gerald Jay Sussman）曾写道："恐怕我们是最后一代会死的人了。"与死亡做斗争已经成为社会上最富有的人的目标，这是人类最大的执念。富人希望逃过人类共同的、最平等的命运——死亡。"愿魔鬼夺走人类的肉身，它毫无意义。"机器人领域的专家汉斯·莫拉维克[1]曾如此大声疾呼，"我们都希望拥有不死之身！"由于肉体与生理过程加速了人类的死亡，因此必须向着一个后生物时代、有思维的机器人时代加速前进，机器人不死且拥有复杂的逻辑，可以借助仿生电子学替代人类身体。"克隆、科幻机器人、人工器官相互结合以便为人类提供一副新面孔。"[2]精神即将战胜自然、消灭疾病与死亡。死亡一旦成为进入古董店的旧事物，新生代的出生就显得多余了。亿万富翁们斥资千万命人建立地下墓穴以便保存自己的大脑，期待技术革新后重新取回，将其重新安装到机器上。

我们已经进入了一个充斥着令人欣喜若狂的预言的时代。2012 年 10 月 6 日，泌尿科医生、外科医生，超人类主义的拥

---

〔1〕 汉斯·莫拉维克（Hans Moravec，1948—），卡内 - 梅隆大学移动机器人实验室主任，作品有《智力后裔：机器人和人类智能的未来》等。——译者注

〔2〕 让 - 米歇尔·贝尼耶（Jean-Michel Besnier），《明日的后人类时代，未来还需要我们吗》（Demain les posthumains，Le futur a-t-il encore besoin de nous？），阿歇特出版社，Pluriel 系列，2009。

护者洛朗·亚历山大（Laurent Alexandre）在巴黎的一次会议上发言，他预测人类终将让死亡消失。二百五十年以来，人类寿命已经翻了三倍，在洛朗看来，我们要面对四种命运：一、由于污染，寿命增长速度急速下降；二、寿命增长速度停滞；三、寿命缓慢增长至120—150岁；四、凭借纳米技术、机器人技术、基因工程领域质的飞跃，人类寿命成幂增长。洛朗·亚历山大最后以极具挑衅性的宣言结束了自己的汇报（他之后也谦逊地提过）："我坚信，在座的各位中有些人可以活一千年！"[1]为区别人类大脑与人工智能，针对硅与神经元展开了一场大讨论。借助"纳米抗衰"技术，即让细胞"返老还童"，不仅衰老可逆，甚至死亡的消失也不过是个时间问题。死亡——这个属于史前人类的该死的习惯还应专属于过去。重要的是一定要坚持，直到科学研究可以成功地将死亡这一怪兽打倒在地。意大利神经外科专家塞尔吉·卡纳瓦罗[2]试图将人

---

〔1〕 2014年，详细内容见Capital.fr.网站。也可参见7月30日的谈话记录《寿命千年的人已经出生了》。在洛朗·亚历山大医生于2011年出版的《死神的死亡》[让－克洛德·拉泰出版社（Jean-Claude Lattès）]中，他以救世主般的口吻宣布了这一"噩耗"。在他看来，"死神的死亡"不再是自然或某一神灵下令实现的事实，而是一个亟待解决的问题。因"基因工程海啸"的推波助澜，21世纪，人类从"修修补补的人"变成"进阶版的人"，且很有可能变成不死之身。

〔2〕 塞尔吉·卡纳瓦罗（Sergio Canavero，1964— ），意大利都灵高级神经调节小组的神经外科专家。——译者注

类的头颅"嫁接"到另一具脑死亡的尸体上，就像给电脑重换硬盘一样。

2011 年艺术家奥兰[1]在网上用英语发起针对死亡的请愿："够了。时间太久了。该结束了。我不同意。我不想死。我不想我的朋友们死。是时候和死亡抗争了。"英国科学家奥布里·德·格雷[2]建议重塑蜂窝组织，以便将人类寿命无限延长。他创立玛士撒拉基金会[3]引得众多富豪倾力捐助。硅谷的新创造者——雷蒙德·库兹威尔（Raymond Kurzweil）和他创办的奇点大学[4]——为战胜死神挥金如土。甲骨文公司（Oracle）的联合创始人、全球富豪榜位列第七的拉里·埃里森说："死亡着实让我气愤，它毫无意义。"某投资基金老板约

---

〔1〕 奥兰（Orlan，1947—），法国著名视觉艺术家。多年来，她一直以自己的身体为媒介进行创作，是世界上唯一一个将手术作为艺术载体的艺术家。奥兰在她的脸上和身上做过一系列的"艺术手术"，她的目的不是想使自己变得更美，而是想要揭示"美是难以被定义的，而且过度追求美的过程荒谬而恐怖"。这种艺术创作形式使她的作品成为迄今为止最著名、最危险、最有争议的艺术作品。——译者注

〔2〕 奥布里·德·格雷（Aubrey de Grey，1963—），英国生物医学专家、老年学专家，作家。——译者注

〔3〕 玛士撒拉基金会（Methuselah Foundation），致力于研究延长人类寿命的公益组织。——译者注

〔4〕 奇点大学（Singularity University，简称 SU）设在加州硅谷心脏地带美国宇航局埃姆斯研究中心内，是为迎接电脑优于人脑的时代来临，谷歌（Google）、美国宇航局（NASA）及若干科技界专家联合建立的新型大学。——译者注

翰·尤尼斯（John Yunis）也表示："我敢打赌，衰老不过是有待破解或盗用的密码。"由此可见，永生或不死渐渐成为全球最富有的人的追求，他们对这种最高等级的特权极度渴望。

短期内昭告天下"死神已死"着实令人困惑（毕竟此时此刻，其他人正在预言世界将迎来末日）。如此黄钟大吕的预言很可能错在"只关注天空"，最终"永远陷在阴沟里"，这些都是黑格尔在为"博学"正名时曾用到的表达。每个人的寿命都有可能在某一天达到千年，"寿与天齐"会因此变得令人向往吗？一直活着，持续几个世纪一直在地球上占有一席之地真的有必要吗？这让人不禁想起发生在尤利西斯身上的矛盾：在返回伊塔卡途中，仙女卡吕普索迎接了他，在漫长的流亡生涯后，他被卡吕普索细心地照顾、喂养、爱慕整整七年，因此他也成为后者的情人。卡吕普索将不死的能力赠给尤利西斯，然而尤利西斯却坐在海岸边默默哭泣，想着有一日能重回亲人的怀抱。卡吕普索每天夜里强迫他与她结合，这令他感到厌烦。即使他的妻子佩涅洛佩没有女神的风韵，尤利西斯依旧盼望回到故乡，重新看看生他养他的土地和一众亲友。对家庭的依恋之情胜过了陌生女子的诱惑。宙斯垂怜，他让赫尔墨斯传命于卡吕普索——放尤利西斯离开。尤利西斯在四天内火速造好船只，卡吕普索也为他准备了丰富的食物及香料。就这样，尤利西斯乘风破浪最终回到故乡。

对这个故事至少有两种解读方法：尽管卡吕普索对尤利西斯而言具有一定的吸引力，但显然后者对前者的爱易逝又有限。卡吕普索无法自持地爱上尤利西斯，一个不死的女神爱上了一个会死的、转瞬即逝的生命。荷马的文字令人深感震动：神虽为永生，无处不在且不可视，却嫉妒人类会死。耶稣是人，难道他没有表现出对神的化身的爱慕吗？他不就是永恒的代表、永生的价值吗？他在十字架上洒下的是人类的泪水。信仰不坚定的人会问："神在创造天地之前都在干什么？"圣·奥古斯丁反驳说这个问题毫无意义，因为神是时间的创造者，他无法在创造时间的概念之前创造时间，于他而言，时间的概念并不存在，"没有曾经，也没有未来"[1]。然而，这个问题也并非毫无意义。根据官方说法，众人皆知的"宇宙"由上帝创造，让众人对"永恒"产生向往之情。但若反过来想，也许上帝创造世界是因为厌倦也未可知。当他鼓励自己的创造物不惜一切代价进入天堂时，他难道没有爱上自己的造物吗？若上帝的万能是他的弱点，人类的使命是帮助上帝死亡吗？虚无缥缈的宗教体系让人获得真福至乐，在人们眼中，这种福乐也是一种无休无止的麻痹状态，并非奇迹；生命的转瞬即逝才是

---

[1] 圣·奥古斯丁，《忏悔录》（*Confessions*），第9卷，门槛出版社，法译本由路易·德·蒙达东（Louis de Mondadon）翻译，1982，第311及328页。

真正的奇迹。伊甸园里的幸福敌不过人类短暂的命数。若真有什么永恒，那便是你我体味的当下。

未来，死亡会成为一种运气?

在人类思想史上，存在三种形式的"不朽"：犹太民族的不朽，希腊城邦的不朽及基督教个人的永生。[1]当代社会与第三种"不朽"关系更为密切，但这种"不朽"已与神明无关，也无宗教色彩，仅代表无限延伸的生命期限。准确说来这并非"不朽"而是"超长寿"，因为即使千岁老人也终会死亡。中世纪时，死亡并非生命的终结，它只是奔赴造物主的过程中的一个阶段：对于面见上帝、忍受"恶有恶报"的惩罚的恐惧消减了对死亡的恐惧。生命的终结是通往救赎与地狱的窄门：人们丢掉此世微薄的财富，期望获得其他可持续的、丰富的财富。获得救赎的可能性缓和了死亡的恐惧。

基督教宣扬的重生或永生的独特之处在于它让每个人——即使命运如此悲惨——在阳光之下都有一席之地。跳出地球的范围，我的存在可谓转瞬即逝。诞生于世这一简单的事

----

[1]　希腊人将"不朽"又细化为三部分：最浅显易懂的有性繁殖，最值得称颂的战士的荣光及唯一真实存在的对类似柏拉图或亚里士多德等智者的仰望。

实赋予我获得永生的可能性，前提是我能通过最后的审判。炼狱的漫长过程减轻了苦难的痛苦程度。炼狱好比等候救赎的接待室，逝去的人的灵魂在那里等待命运的裁定。另一个天才般的想法：耶稣三十三岁时光荣赴死。一个八十多岁、满头白发的耶稣也许不会给人留下什么好印象。庄严可怕的圣父越是年长，年富力强的圣子受难场景越是扣人心弦。《福音书》基于青春永恒的神话奠定了宗教的基础。因此，产生了基督教的悖论：不朽的前提是死亡。上帝为灵魂称重，求情者陈述辩护词，大法官出具最后的判决。若真误入歧途，人类还有获得救赎的可能性。死亡是净身礼，可以从生命的杂乱中洗刷出主要内容。人类降生于世仅是意外，我偶然出生使我永远置身于未来等待复活的人群中。现世的存在是从堕落到救赎的朝圣之旅。

至于非宗教概念的"不朽"——如今仅为假象——也并非必然为乐事。有些预言听起来更像是诅咒。乔纳森·斯威夫特在其作品《格列佛游记》中为我们讲述了主人公偶遇长生不老族——斯特鲁德布鲁格人（Struldbruggs）——的故事：这些人孤独又可怜，因为从某个年岁（八十岁）开始，他们便被剥夺一切公民权利，成为每日仅可领取少量口粮的社会弃儿。捷克作曲家莱奥什·雅纳切克 1925 年根据卡雷尔·恰佩克[1]的同名作品创作了歌剧《马克洛普洛斯案件》（*L'Affaire Makropoulos*）。歌剧主要内容为：出生于16世纪的女歌唱家艾米莉亚·马克洛普洛斯为一位研究长生不老药的巫师当试验品。三百年过去了，艾米莉亚依旧年轻，嗓音依然如旧，但她却厌倦了自己不会老去、不会死亡。她长生不老、洒脱放肆，熬死了身边所有人。她在"物品和亡灵中"无牵无挂地活着，她的孩子和朋友对她漠不关心。"你们所有人都会死，你们可真走运。"她向身边的"正常人"说道。"主啊，请为我打开暗夜之门，让我可以离开、消失。"[2]没有死亡做边界的生命是一场无休无止的噩梦，在所有烦扰中，不朽似乎最令人痛苦，因为"不朽"意味着无期徒刑。

"热爱永远不会再次出现的东西"[3]？

一次，西格蒙德·弗洛伊德在与一位年轻诗人——极有可

---

〔1〕 卡雷尔·恰佩克（Karel Čapek，1890—1938），捷克作家、剧作家、科幻文学家、童话寓言家和新闻记者，著有大量长短篇小说、剧本、游记等。——译者注
〔2〕 弗拉基米尔·扬科列维奇，《不可逆与怀旧》，出版信息见前，第68—69页。
〔3〕 阿尔弗雷·德·维尼，诗歌《牧人之家》（"La Maison du berger"）收录于《命运集》（*Les Destinées*）。

能是赖内·马利亚·里尔克——路过一座山时聊到四季更替。诗人一想到眼前的美景终会消逝，冬天一到，万物凋零便无法生出任何喜悦之感。眼前的美景因其短暂的临时性在诗人眼中减分不少。弗洛伊德反驳道，转瞬即逝是美的代价，美或完美之所以珍贵正是因为其无法长久。"即使有种花只能开一夜，它的繁盛程度也不会因此而减小。"之后，他写道："可否想象今日我们可以欣赏的画作和雕塑在将来某天都风华消失，或后世子孙再无法理解如今的诗人或思想家的作品，甚至将来将出现一种地质时期，地上的一切生物都无法发声？即便如此，我们依旧可以享受这些美好的事物。"古代人早已意识到这件事，如马可·奥勒留：最伟大的文明终会被遗忘、被埋没在历史的烟尘中。一切终将消失，一切终将被遗忘：语言、人种、帝国。这是未来在历史中重现的必然代价。

里尔克在抒发面对衰老生出的伤感，弗洛伊德则在宣扬短暂易逝带来喜悦。为了让他们的对话继续下去，不如暂时假定里尔克的愿望可以实现：大自然之美与文明之美都不会消失；生命是一场不会结束的春天；所有此时存在的皆可永续；遗忘、抹掉、替代都不会发生，已经过去的数个世纪始终鲜活如当下；历史上所有时期的所有文明产物一层一层堆积。如此一来，面对"一去不复返"生出的伤感之情刚刚止住，面对"无休无止"生出的失望将紧随其后。你我都无法摆脱早期文明的影响，无法遗忘孩童时期的所有经历。若记忆中的万事万物皆不会褪色——包括我们自己——生命将变得无法忍受，"不朽"与日食、月食一样暗淡无光。无法持续的事情有种令人心碎的伟大，偶然出现的恍然大悟中也有，瞬间与永恒的结合中也有。雅克·普雷维尔[1]的诗歌正是此意：

> 一千年，一万年
>
> 也不足以倾诉
>
> 那永恒的一瞬——
>
> 你吻了我
>
> 我吻了你
>
> 沐浴在冬日的晨曦中
>
> 在巴黎蒙苏里公园
>
> 在巴黎
>
> 在地球上
>
> 地球这颗星辰。
>
> [《花园》("Le jardin")，《言语集》(*Paroles*)]

---

[1] 雅克·普雷维尔（Jacques Prévert，1900—1977），法国诗人、编剧、演员。——译者注

若说毁灭中蕴含着某种矛盾的悲情，那是因为从物质层面说，毁灭代表了在道德层面等待着人类的石化作用，已逝的时代战胜了现存的时代。将来某天，任何一位虔诚的欧洲人都会在罗马、布拉格、威尼斯、维也纳、雅典、克拉科夫、格拉纳达感受"司汤达综合征"的威力。"司汤达综合征"即在面对过分密集的艺术作品时生出的眩晕感。旧日世界的过度发展，希腊罗马时代、阿拉伯 - 安达卢西亚、奥匈帝国的巨大坟墓，这些闪耀着光芒的巨石，这些宫殿、城堡、教堂碾压着我们。更不用说那些浩瀚的当代博物馆，在那里人们可以真切地感受面对艺术作品的消化不良。我们对巴洛克式、哥特式、罗马式奇观并无太大兴趣：它们让我们成为远古时期的仆人或往昔的消费者。面对这些棺材，我们或多或少都会生出矛盾的欲望：一方面，想保护它们；另一方面，想亵渎、摧毁它们。我们在保护的虔诚愿望和摧毁的亵渎心理间摇摆不定。教育旨在让这些毫无生气的石头摆脱考古学的束缚，使它们化身为活生生的建筑。为此，需要重新让城市、民族的心脏跳动，将它们拉回现实。若不想让这些伟大奇观在纪念活动或旅游消费中黯然失色，每一代人都应为它们赋予新的精神意义。人类始终在重新适应历史。

这便是人类生命的悲剧：我们不得不与毁灭我们的东西和解，在享受生存喜悦的同时接受遗憾与损失。面对消逝的事物生出的伤感，也许无法与面对永远不会消逝的东西生出的烦恼相提并论，后者会用它的不朽令你我烦扰终生。

此时此刻，我只想对自己说：

"此时、此地，

曾经，我被爱，我曾爱……"[1]

坚持己见的殉难者

对"进阶版人类"或不死的人类的畅想并非从今日才开始。几个世纪以来，研究长寿的先知们为此尝试了数不胜数的方法：注射年轻人的血液、长生不老药、限制卡路里摄入、严苛的素食主义、神奇血清、保加利亚酸奶、脱氢表雄酮等。[2]但时至今日，不论借助细胞再生还是低温活体保存技术均无法形成一个奇迹般的治疗方法，保证每个人均能寿长至一百岁。所幸还有另一种方法：系统性剥夺。早在19世纪，奥古

---

[1] 阿尔弗雷德·德·缪塞（Alfred de Musset），诗歌《回忆》,《两个世界》杂志，1841。

[2] 就此问题，详见吕西安·博亚的著作《当百岁老人亦为年轻人时》，美文出版社（Les Belles Lettres），2006。

斯特·孔德[1]就已经提出一系列可怕的规矩：限制兴奋剂、烟草、咖啡、酒精、食物的摄入，为食物摄入严格定量，禁止性行为——"人类本能中最重要的扰乱因子"[2]。实证主义的奠基人没能活过五十九岁着实令人遗憾，可惜了他如此勤勉的付出最终只落得"种瓜得豆"。我们能为"不朽"的捍卫者找到的最主要论据在于：因为不愿意赴死，他们甚至忘了如何活。保护细胞和组织，像修理工修车一样修复有缺陷的器官，定期进行生物测试，细胞重新编程，智能植入等很可能会耗尽所有能量，并让人类绕开那个最需要答案的问题：如何利用空闲时间。想尽一切办法努力延长寿命、戒掉酒精、离开爱人、减少每日卡路里摄入、"碗空一点，寿长一点"、每日服用各种补品、补充维他命、新鲜细胞，甚至像个德古拉似的补充血液，如此做法无非是不惜一切代价控制自己，好好生活以便能获得超过百岁的寿命。诚然，长寿是基因密码赐予人类的大礼，也是好好保养自己的产物，但在基督教盛行的时期，它有时也会

---

〔1〕 奥古斯特·孔德（Isidore Marie Auguste François Xavier Comte，1798—1857），法国著名哲学家，社会学和实证主义的创始人。开创了社会学这一学科，被尊称为"社会学之父"。他创立的实证主义学说是西方哲学由近代转入现代的重要标志之一。——译者注

〔2〕 让－弗朗索瓦·布朗斯坦（Jean-François Braunstein）在其著作《奥古斯特·孔德、圣母及疯牛。实证主义生物医学乌托邦》中加以引用。吕西安·斯费兹（Lucien Sfez）在《极致健康的乌托邦，瑟里西研讨会》中引用，法国大学出版社，2001，第289—299页。

让人想起苦行者遵循的严苛戒律。不得不承认，我们每个人都在犹豫，一方面想肆意妄为地痛快生活，同时也希望严谨克己，获得长寿。有人甘愿严谨自持，有人向往拥抱生活，你我中的绝大多数人则希望在这两者间找到平衡。"对延续的渴望"（保罗·艾吕雅[1]）已经成为民众普遍追求的价值，即使为了达此目的不得不以众多严苛的限制为条件：20世纪末，一位美国学生因此成为电视明星。他每天只吃一顿饭，以谷物和天然果汁为主，从不喝酒、不做爱、不自慰——极危险的举动——以期活到一百四十岁。骨瘦如柴的他最终承认自己过得沮丧且痛苦。这样的人便是当今社会中追求"不朽"的殉道者。他们偏执地探究、尝试所有可以延长生命的方法却不考虑寿命延长的真正意义，他们未曾意识到，自己已经将此时此刻的生活变得痛苦如地狱。正如西塞罗所言："人生短暂，并不妨碍它美丽迷人。"[2]我们总是贪婪地向百岁老人提问：您的长寿秘诀是什么？得到的答案总是出奇一致：开怀大笑，尽情吃喝，大胆去爱，吸烟，不要放弃任何东西。这正是我所欠缺的。医学理论总是建议我，若想平顺健康地度过今年必须立刻放弃一些事

---

〔1〕　保罗·艾吕雅（Paul Éluard, 1895—1952），原名欧仁·埃米尔·保罗·格林德尔（Eugène Émile Paul Grindel），法国超现实主义诗人，超现实主义运动的奠基人之一。——译者注
〔2〕　西塞罗，《论老年》，出版信息见前，第45页。

情。但可以做所有别人禁止我做的事情的人是谁？他们从哪里来？

"节约时间"曾经意味着做各项艰苦工作时避免拖沓。今后，"节约时间"意味着严格的生产本位主义，为人生的日历偏执地增加更多的日子。从某种含义上说，这是带着期待获得永生的任务去死。同爱情一样，生命并非马拉松比赛，人们借助生活习惯的克制和体检坚持尽可能长的时间，生命其实是一系列联系、感情与事件的集合。若生命真的变成身体器官无休无止地维护与修补，它还有什么意义？还有哪儿比养老院更悲情，人们只能在那里等死，反复咀嚼曾经的回忆。等着别人替他们穿衣、喂饭、扶他们起身、替他们擦洗身体，老年人在那里就像是皮肤干瘪、说话含糊不清的新生儿。

无论人们想废除时间，还是想遗忘、加速时间，总有些令人震惊的事情要在人心里孕育发芽。对于人生，要么延长其时限，要么增加其精彩程度。漫长但索然无味的人生 vs 丰富多彩的精彩人生。这显然不是一道非黑即白的单选题。风险在于代替"不朽"的也许是无波无澜的平淡。伊塔洛·斯韦沃的小说中出现的思考因此显得狡黠睿智："既然危险，您为什么还要继续抽烟呢？""我害怕自己不会死。"想必大家都记得赛日·甘斯布直到生命的尽头依旧每天抽两到五包香烟，即使心脏病已经发作四次，他还是因喜欢而坚持。（1991 年，他因第五次心脏病发作去世。）

身体里的僵尸

有时，生命会衰退，仿佛精神失去活力，和恐怖电影中的僵尸与鬼魂无异，不过是一些没有脑子也没有激情的提线木偶，只能靠新鲜肉体刺激下生出旺盛的食欲才能提起精神。从文艺复兴时期开始，这些怪兽就开始出现在西方美术作品中。"僵尸"的概念源于海地，它们始终令人着迷：僵尸代表一种怪诞的"不朽"概念，因为它们既不算活着也不算死，它们会吃掉眼前一切活动的东西。"僵尸"是什么？在电影中，僵尸是一个不知道自己还活着的死人；在现实中，僵尸是一个不知道自己已经死掉的活人。僵尸不会说话，它们只能发出沙哑低沉的呻吟声，似乎是对自己命运无穷无尽的抱怨与悲鸣。也许是受乔治·罗梅罗[1]电影的影响，人们心中僵尸的形象总是集凶恶残暴与呆滞僵化于一身。僵尸是可以蛰伏多年的鬼魂，当某一生物——人或动物均可——接近或发出声响时，它便会突然苏醒。它们吃相贪婪又恶心，用烂掉的手指抓住食物，任凭

---

〔1〕　乔治·安德鲁·罗梅罗（George Andrew Romero，1940—2017），美国导演、编剧、制片人。执导多部僵尸题材的惊悚电影，被大众称作"僵尸电影之父"。——译者注

肠子或内脏沾满它被腐蚀后早已无法辨认的脸，总之，和饥饿没规矩的食腐野兽无异。作为腐烂过程的产物，僵尸永远无法像一具骷髅一样平静安详，它触发了某种生于腐烂的病态的浪漫主义。

当今社会中也有一类"僵尸"，是在司法定义上较为模糊的"新死人"。它们为进行某些器官移植手术而被保存下来，从法律上说是尸体，但是某些身体机能并未完全死亡。[1]僵尸也是粗心大意的产物，它们弄错了时序，提前回归，可以被理解为是一种时序错乱的"复活"。必须再次杀死它们，如果可能的话，一定要毁掉其大脑，以便使其真正与世长辞，也能让其他人安心。古埃及《死者之书》中认为每个人都会经历两次死亡，第一次是灵魂离开肉体，第二次死亡指世间最后一个还能记得我们的人去世。爱您的人遗忘您的速度并不相同，虽然您去世时他们都会承受巨大的、突如其来的悲痛，但有些人会将您迅速遗忘，另一些人则将长久地为您遗憾惋惜。我们并非在去世那天死亡，真正的死亡要么更早，要么更晚，当子孙后

---

[1] 马克西姆·库隆布（Maxime Coulombe），《僵尸的小哲学》（*Petite philosophie du zombie*），法国大学出版社，2012，第71页。也可阅读尼科尔·拉方丹（Nicole Lafontaine）的作品《后死亡社会》（*La Société postmortelle*），门槛出版社，2008。该书主要讨论了介于脑死亡和将死亡变为一种行政决定的新界限（第86—87页）。如今，大脑被看作人体的核心。浑身插满管子的垂死之人其实就是一个科幻机器人，第83—85页。

代为我们哀悼，将我们和其他逝者列为同类时才来临。多少艺术家、歌手、演员、政客在活着的时候隐迹销声，他们的同代人总会误认为那个残酷事件发生了："我以为他早就去世了……"拿破仑于 1821 年 5 月 5 日去世，两个月后，消息才传到英、法两国。人们的反应并不一致。塔列朗[1]说："这不再是一个大事件，而是一则新闻。"事业巅峰与名声功绩黯然后人还活着是件骇人事，因此，有些喜剧演员渴望死在舞台上，死在那片滋养他、成就他的天地里。

你我不自知，但我们表现得像个会说话的尸体——活力全无，仅可进行毫无生气的机械运动。懂得如何在淹没我们的精神的荒漠中振奋崛起，避免过早地在这个世界上销声匿迹，对于任何年纪的任何人来说都是巨大挑战。混沌度日还不是最糟糕的，最糟的是永远无法在爱与依恋中体味人生真谛。人生中总会有一段时间，"过去"压倒"当下"。过去有时是沉重的负担，我们很想像从肩头卸掉过沉的包裹一样摆脱它的束缚。

---

〔1〕 夏尔·莫里斯·德·塔列朗 – 佩里戈尔（Charles Maurice de Talleyrand-Périgord，1754—1838），法国资产阶级革命时期著名外交家，为法国资本主义革命的巩固做出了极大贡献。从 18 世纪末到 19 世纪 30 年代，曾在连续 6 届法国政府中担任外交部部长、外交大臣甚至总理大臣的职务。——译者注

"老小孩"与"小老人"

"婴儿潮"时期出生的一代人如何？他们的青春张狂热烈，理直气壮地无视权威、藐视等级与父母的威严。他们借口个人理想全能而无视一切规则、禁忌，他们坚信"热爱便无罪"，即使是最失宜无理的爱也不要紧，只要不停增加爱的东西就能无限接近幸福和欢愉。这代人看起来武断且专制，却根本不愿传授给孩子们向权威说"不"的能力。他们将无能包装成心灵鸡汤，将冷漠美化为美德，将放弃修饰为自由教学。如今，到处是哥们儿似的爸爸和闺蜜般的妈妈，他们否认家长与孩子的一切区别，对孩子的教育只信任一条过分放任的准则——做你想做的事。这就是为什么这些"长不大的成年人"（埃德加·莫兰）并未能帮助孩子为等待他们完成的任务做好充分准备。他们自认为生出了些"新人类"，实际上却养出了一群焦虑的孩子，后者经常成为保守主义的潜在信徒。因此，这代人的子孙反而极力要求秩序，精神上异常古板，不惜一切代价希望找到可以遵循的准则：这些"小老人"经常要求自己彼得·潘一样的爸妈做他们那个年纪该做的事，承担他们应该承担的职责。但是"婴儿潮"时期出生的孩子们，如今通常已大腹便便、头发稀疏、视力退化，成为社会上的显要名流，生活也逐渐变得规矩，但内心里总是藏着不切实际的追求。他们至死是少年，与那些提前衰老的焦虑青年并肩而立。后者心里清楚，自己的父母拒绝长大，他们的青春被自己的爸妈偷走了。

如今，社会上也有一些慵懒地赖在父母家不搬走的三十岁的"后青春期少年"（当然这其中也涉及经济原因）。若说每个年龄层的人都踏着上一代人的尸体站起来，那当今社会中绝大多数的男孩女孩都被剥夺了这种特权。这是过度自由的教育造成的悲剧，这种教育以各代际的绝对平等为基础，因此都无法被算作教育了。它割裂了代际的传承，就像剪断电话线一般。

最后一个例子来自瑞典，十六岁的格雷塔·桑伯格（Greta Thunberg）因致力于对抗全球气候变暖而被当作小英雄。她因此被提名诺贝尔奖，被众多国家领导人和教皇接见。她的行动影响了数以百万计的高中生一起为地球哀悼。他们扬起扎着两条大辫子的焦虑的脸，直面未来可能发生的灾祸。但是，这位来自斯堪的纳维亚的小皮提亚[1]、"长袜子皮皮"[2]和圣女贞德的结合体，也仅限于将这些年媒体针对环保对大众的说教拿出来炒冷饭，说什么"人类的冒险行将结束，世界末日马上就要来了"。真是奇怪，这个小女孩及其追随者身上令人着迷的不过是我们反复灌输给他们的担忧，反过来在孩子幼稚的话语面前我们倒被蒙得五迷三道。这些学舌的小鹦鹉向我们怒吼，为我们好好上了一课，我们确实需要仔细思考了。但说到底，整个事件不过是一间有回音的房间，孩子们的话都是我们通过持续不断的灌输，亲手放到他们嘴里去的。这种被印上娃娃脸的虚无主义是受了灾变论者的启发。我们不分昼夜向他们讲述地球要着火了，大灾难要把全人类都毁灭了。如此散布恐慌情绪，在孩子们心中无意造成了创伤。打着与气候的非正常变化做斗争的旗

---

〔1〕 皮媞亚（希腊语：Πυθία），也译为皮提亚、皮提娅、琵西雅，古希腊的阿波罗神女祭司，服务于帕纳塞斯山上的德尔斐神庙。她以传达阿波罗神的神谕而闻名，被认为能够预见未来。——译者注

〔2〕 长袜子皮皮，是瑞典作家阿斯特丽德·林格伦（Astrid Lindgren）的作品《长袜子皮皮》中的主要人物。《长袜子皮皮》是瑞典童话代表作之一。——译者注

号，我们创造了受惊吓的一代，是我们亲手夺走了孩子们身上本该无忧无虑的特性。我们并未让其更活跃，反而让他们更僵化。乐享童年原本是人人皆有的权利，如今的孩子们却被剥夺了这项权利。当全球性的"为未来罢课"发生时，我们正在教给青年人"你们受不了了，全方位的崩塌已经开始"。若对环境的担忧是全球性焦虑，那坚信世界末日将要来临就是一个纯西方的"疾病"了，这很能反应西方文明的特征。

如今，年龄关系中最受人重视的是相互模仿。父母笨拙地模仿孩子，孩子也在效仿父母。父母希望变得天真、不成熟，孩子们反而需要承担行事严谨、负责的重担。焦虑的老师们将这份责任压在孩子们肩头，他们总是在吓唬孩子，而不是帮助他们更好地面对未来。反复灌输失望的情绪会对脆弱、易受影响的大脑造成损害。如今的教育不再是教育，而是一种在新一代刚刚踏入"生命"这片新大陆时便加在他们身上的诅咒与厄运。

第十章 会死的人的不朽

英年得病或少年得病也有好处：等年岁大一些时，我们便不会因为要就医，要在生活习惯上克制自己而感到意外。死亡的苗头刚刚展露时，紧随其后的人生会别有一番风味。如同品味高低起伏的音乐一般，我们将在之后的人生中体味痛苦无休无止的折磨、在医院的生活、病情的反复等。若已经经历过脆弱与病痛，之后的人生中再需要克制自己、爱惜身体也不会有太多的失落感。受过病痛折磨的孩子通常会成长为坚强的大人。回忆起曾经在病痛中受尽折磨、死里逃生，一定会为应对下次考验增加信心。人们会像尤利西斯一样对自己说："坚持住，我的爱，你已经挨过了最严峻的挑战。"如此，我们跌入谷底，所幸也尝到了苦尽后的甘甜：病后康复期带有某种消极的幸福感，这种幸福首先以消除苦痛和厄运为标志。手脚无法动弹后突然恢复了行动力，突然可以下地行走，丧失的食欲突然恢复，缺失的陪伴突然回归，这都会带给人无限喜悦。对于从医院、疗养院或隔离所出来的人来说，一切"寻常事"都变得"非比寻常"：对于所有人来说日日重复的循规蹈矩，于他们而言却是最珍贵的理想状态。如此幸福产生于苦难的消失。

病痛教会我们什么？

疾病至少教会我们三件事：谨慎、顽强及人的脆弱性。帕斯卡在其著作《祈求上帝对疾病的真正意义指点迷津》（*Prière à Dieu pour demander le bon usage des maladies*）中将疾病视作神对人类滥用健康的惩罚。他认为疾病是必要的自我修正，是与现世的甘甜与蒙蔽人的喜悦一刀两断的方法。在他眼中，疾病是"可与人安慰的枷锁"，可使罪人重新找到皈依上帝之路。就像耶稣受难是在为全人类赎罪，命途多舛者应带着善意看待自己身体上的创伤与疤痕。"主啊，我祈求感受全部——因我的罪恶带来的苦痛和您的宽恕带来的精神抚慰。"在帕斯卡看来，疾病是神祇，持续不断的肉体痛苦让人更接近造物主。因此，就您遭受的折磨应对上帝保佑持感恩之心。在帕斯卡的祈祷书中流露出强烈的、令人恐惧的、病态的苦行主义：既有被痛苦选中的骄傲，又有因上帝的意志而必然在肉体上打上标记的必然性。病痛是上帝传递给其最忠实信徒的信息，需要用爱与福音破解其中的奥妙。它几乎算得上是一种来自神的抚慰。因此，被病痛折磨便不能算是受苦，应为能成为被神选中的值得注意的创造物而开心。痛苦是炼狱的先导片，是赎罪之路上的主要阶段。

无论是何种疾病，即使是一场常见但痛苦的小感冒都绝非意外。疾病是一场冒险，是生命的另一种形式，每个人都既是它的受害者也是受益者。被自己的肠子、支气管、关节捏住命运的后脖颈，对人类来说是一个让人受益匪浅的教训。病通常来得很隐秘，若任由其发展恶化最终会把我们带走。若能战胜病痛，它一定能教我们更坚强。疾病打击、唤醒我们，赋予我们一种新身份，强加我们一个新命令：心脏病、肺病、关节炎、动脉硬化、风湿、高血压、高胆固醇，受这些疾病折磨的人不计其数。正所谓同病相怜，和得同一种疾病的"病友"团结在一起，互相鼓励、互相参谋，至少在眼下的困厄中不会觉得孤独无助。这就是为什么所有社会、文化都会给人的疾病赋予另一重含义。所有对健康的损害形式都会刺激人们发明出对抗之法：后者可能会压垮一些人，但也会鼓舞另一些人。由此，浪漫主义将疾病视作"灵感的序曲"，如波德莱尔和莫泊桑的梅毒、陀思妥耶夫斯基的癫痫、普鲁斯特的哮喘、卢梭和卡夫卡的抑郁症及弗里茨·佐恩[1]的癌症。

在结核病的折磨下，也曾诞生出令人拍案叫绝的文学作品：在托马斯·曼的作品《魔山》中难道没有将达沃斯疗养

---

[1] 弗里茨·佐恩（Fritz Zorn，1944—1976），原名弗里茨·昂斯特（Fritz Angst），瑞士作家，主要用德语写作。——译者注

院——"山庄"疗养院——描述成一个度假胜地,一片充满欢笑的乐园吗? 此地的氛围吸引年轻的汉斯·卡斯托尔普(Hans Castorp)于"一战"前夕前来,探视自己的表兄。汉斯因为这个地方和在这里遇到的人而幸福,他爱上了年轻的克劳迪亚·舒夏特,他将在这座山上永驻,屈服于"无理性的原则、病态的原则"。他确信结核病患者一定是些拥有特殊智慧的人,他们不认识来自平原的人,来自低地的人。一旦病愈,他走下高山,就不得不融入世界大战的斗争与狂热中,后者显然更循"健康的原则",由大众制造。换言之,"为获得极致的健康,需要经历严重的疾病甚至死亡,好比罪孽是救赎的第一步"(托马斯·曼)。身体健康的人其实是一群对自己的疾病不自知的人,同时,病人是被高级意识唤醒的人,这种意识让他们的康复过程变得不可想象。正常与病态之间的界限模糊不清。在德国神智学者、神秘主义者雅各布·伯梅(Jacob Böhme,1575—1624)后,哲学家、神学家弗朗茨·冯·巴德尔(Franz von Baader)难道不支持下列观点吗,即疾病是错乱的生命力的表达,是生命回过头来与自己为敌、拼命反噬自己的象征?

跳出上述哲学思辨,疾病并非上帝有害或有益的拣选,而是一种数据上的诅咒。每个人在一生中都会受到疾病的困扰,且在超过某个年龄后,得病的风险会增加。疾病是长寿的报应,这没什么不公平,只是一种可能性。某些疾病甚至会保护您不受其他更严重的病痛的折磨：这些疾病宛若防火墙，其复发甚至可使您免受其他苦痛与折磨。对于这些疾病而言，没有所谓的"痊愈"，人们不过是适应它并与之共存。另一些疾病则像屏风一样，可能扰乱诊断，将最严重的后果隐藏，悄无声息地在各脏器内发展、恶化，隐秘地吞噬您的健康。法国民间流传着一个说法：人在年过五十后，若某天早上浑身舒畅并无不适则证明您已经死了。因此，疼痛可谓生命力的认证书，是机体在呼求、抗议、反抗。从这一点上说，我们所有人都算是自己的"赤脚医生"（莱布尼茨），实时在自己的身体上搜索健康好转或恶化的信号。很多老年人不顾自己的年纪，依旧大吃大喝、寻欢作乐，丝毫不在乎因此而造成的后果；另一些则开始注重养生，比如那些年轻时放荡不羁的摇滚歌手，在一定年岁后，口味毫无过渡地从可卡因转向绿茶，从波旁威士忌酒转到矿泉水。有些著名吉他手或歌手，皮肤看起来比巨杉树皮还粗糙，从各种寻欢作乐的酒会或滥用毒品中全身而退，他们看起来就如同一群岌岌可危的建筑，永远不会有重建的可能性了。

疼痛的等级

年轻时，身体是人类的朋友，甚至是仆人。我们不需要保养身体，它应该懂得自己维护自己，自己沿正轨运行，因此，人们会被其严谨审慎及强大的能力蒙蔽双眼。年轻人总觉得自己有金刚不坏之身。三十岁后，身体变得叛逆，要求人类持续不断的关注。仆人摇身一变成为苛责的主人，它总使人们烦心，从容洒脱与忧虑担心之间的分界线越来越明晰。如此担心有必要吗？我是不是一个胆小鬼啊？爱自吹的人总说，我从来没生过病。当他们说这些话时真的应该担心了。另一些人说：我一直都有病，但我战胜了一切厄运。切忌自吹自擂。胆小谨慎的人在最微弱的病痛中也能读出即将到来的灾祸的征兆。他一定要去挂急诊。脸色苍白，心脏悸动，起立时的眩晕、气喘、腹部抽痛都是疾病的前兆。正如在当今社会中，以预防为名，要求人们警惕一切可能的疾病，如此创造出了紧张兮兮的一代人。谨慎成了恐慌的代名词。更不能忽略那些人云亦云的假病人：他们会染上人们——包括其最好的朋友——跟他们提到的一切疾病。他们信奉的理论是，若其他人会得这个病那么我也会得……

任何人的生活中都不能缺少医生：不仅当人们身体衰弱时需要医生，还因为大家都有被人照顾、被人倾听的需求。如铁甲般的金刚不坏之身、经年不受损伤的健康会让人无法忍受。医生给他们提供足够的关注，永远细心聆听他们倾诉，如此令人尊敬的奉献精神在人们眼中永远不够。被病痛摧残的身体经历的意外很有可能催生敌对关系：有多少人会为那些经历痛苦的人加冕，同时看不上那些只经历了一点点小磨难的人？"你的手术才进行了两个半小时吗？那算什么！我可在手术台上连续躺了八小时！其间经历了三次昏迷，我真真切切地感受到了濒死体验。"爱卖弄的病人会这样说。他们经历的磨难为他们塑造了一个高大形象，他们会不停讲述得病期间令人害怕的小细节，就像那些征战沙场的士兵总在讲述自己的沙场经历一样。他们是困境中的贵族，不能忍受将自己和那些身体微微抱恙的人混为一谈。身体病痛也如封建社会中的尊卑一般等级森严，区分"贵族"与"平民"。"平民"傻乎乎地默默忍受最可怕的磨难，"贵族"优雅地面对肉体剧痛，将身体上的残疾变为荣誉勋章。他们是从炼狱里全身而退的人：他们甚至想脱光衣服，向人们展示自己伤痕累累、遍布疤痕的身体，他们觍着脸向您展示自己脸上阴森可怖的疤痕只是为了让您害怕。这是一群因自己的疤痕而骄傲的解剖模型，是被钉在"科学"这座祭坛上的世俗世界里的耶稣。他们不允许您将自己的患难与他们经历的苦痛相提并论。他们经历的疾病使他们变得滔滔不绝，他们必须讲述自己的经历，其他事情都要为此让路。每一天对于他们而言都是在众目睽睽之下进行的一场新战役，他们一直记录着自己的创伤，坚持成为众人关注的焦点。他们不需要旁人同情，也无须引你我惊愕。与爱吹牛的人相对的是斯多葛主义者的谨慎。后者只在命悬一线时委婉、简短地对自己遭遇的病情一言带过。

至于八卦的人，他们的动机很可疑。有些人详细询问您经历的痛苦，自告奋勇要帮助您。他们希望您痛苦，因为他们讨厌您身体健康，若他们看到您陷入困境，他们便不会觉得孤独。您经历的折磨反而令他们宽心，也能减轻他们的痛苦。在21世纪得病是矛盾的，人们既为医学领域已经出现的长足进步和在人工智能、免疫疗法的帮助下将要迎来的医学大飞跃感到欣慰，同时也会担心它无法救我们于疾病痛苦。在医学还是魔法与巫术的时代，蒙田对医生提出抗议，他认为医生让健康人成为病人，为实现自己的权威，为依旧能对病人耳提面命而开具各种药膏、香脂、食谱。莫里哀认为应该依靠风俗习惯保持身体健康，而不用去拜访类似迪亚法留斯[1]般的医生。对于当代人来说，没有什么比触碰科学的界限更骇人的了。但愿有位大人物或高级官员向我们承认，他无法在我们的脚下挖坑了。现代性无法容忍失败，在失败中只能看到懒惰、恶意和极度肮脏。和蒙田一样，所有人都心知肚明你我皆要为自己的健康负责。与命运和基因无关，我们都是自己的医生、救世主，当然也是自己的掘墓人。对于迷信者而言，还有什么比眼

---

[1] 迪亚法留斯（Diafoirus），莫里哀戏剧作品《无病呻吟》（*Le Malade imaginaire*）中的医生角色。——译者注

睁睁地看着自己的医生先于自己撒手人寰更糟糕的事儿呢?
先后顺序在这一刻仿佛颠倒了：本该为您守夜值班的人却未
能意识到即将到来的坏事。他食言了，他本应在您身边坚守
至最后，但他背叛了您。还有那些以身试法的专业人士，如
抽烟的肺病医生大量咳痰、超重的营养师、皮肤晒伤的皮肤
科专家、耳聋的耳鼻喉医生。医生眼见着自己的病患日渐衰
弱，他们自己则是让整个医生兵团筋疲力尽的病人。加夫列
尔·加西亚·马尔克斯的小说中描述了一位陷入爱河的九十
岁老者，他亲手埋葬了整个医生家族中的每个人，从祖父到
孙子，自己却轻手轻脚地手握诊断长寿延年[1]。如此看来，受
人喜爱的医生什么样? 是那位告诉我们一切正常，显现的症
状只是错误提示的医生。我们从他的诊室中走出，长舒一口
气，直到耳边响起微小、阴险的声音："他也许误诊了，去找
其他医生再次确认才是明智之举。"对于痛苦的人来说，焦虑
永无止境：焦虑让他的人生戏剧化，成为为其人生添彩的不
可或缺的因素。

斯宾诺莎曾说：归根结底，从疾病中全身而退时会生出
一种不可辩驳的快乐，那是可以摧毁可憎之物的快乐，是摆脱

---

[1]《苦妓回忆录》(*Mémoire de mes putains tristes*)，法语版由安妮·莫尔万
（Annie Morvan）翻译，格拉塞出版社，2005。

危险后与人畅聊分享这段经历的快乐。人们并非只仰慕意外事故、雪崩、地震中的幸存者，可以重新行走的残疾人以及从昏迷中苏醒的植物人。如此多的例子都在挑战科学的权威，特别是当科学已经为他们打上了"不治之症"的标签后。正是这些奇迹般地从严重疾病中康复的人给我们信心，让我们忍受自己的现状，让我们借助毫无理性可言的微弱的希望之光扭转最阴暗抑郁的心情。"虎口脱险"总能带给人美妙的感觉。四肢可以重新活动、身体机能得以恢复、重新拥有足够的力气、从布满痛苦的病床上起身，从丢脸的对别人的依附中独立，这些都将成为生命中的高光时刻，使人得以重新沉浸在最平常却宝贵的康健、喜乐中。当从重疾中走出时，我们会因自己仍然活着而惊喜，会不禁自言自语：我比我自己想象得更强健。若这种厄运我都能面对，那我将来必能坦然面对其他斗争，动用其他新资源。随着时间的流逝，疾病宛若你我生活的副本，镶嵌在我们的生活里，即便如此，疾病唯一的意义依旧是战斗。虽然这将是一场没有结果的战争，我们仍会远远观战。病痛无法教会我们任何东西，不会使我们变得更好。人们接受治疗时并未妄想痊愈，仅仅是想将灾祸厌弃。象征死亡的幽灵在眼前摇晃，会让我们觉得每日的阳光都更加灿烂。

　　谈到这个问题，就不得不说"悲剧色彩的乐观主义"。它产生自人类与生命的对话。在长期斗争后，生命会将我们赋予它的信任还给我们。人总是充满信心、沉着冷静地面对患难，决心永不向其屈服。当代人都是痛苦的，但他们对痛苦始终抱有反抗之心。他们的脆弱，在这个充斥着焦虑与不安的社会中也是王牌，可以将他们与其他病人连接起来。不论何种年龄，人与人之间的本质区别在于他们展示出的能量与活力。有些人仿佛被削去枝丫的橡树，另一些人已被埋葬，却仍然顽强地延续生命，总是存有一丝生气。

蹩脚的安慰

夏多布里昂在《墓畔回忆录》第八卷中讲述了 1792 年他从北美洲返回，在从英国到法国的航行中侥幸躲过风暴的过程。"在几乎要沉船时我并未感到恐惧，在获救时也并未感到一丝喜悦。比起被时间追逐催促，不如英年早逝。"[1]对于某些人来说余生漫长，上述想法显然有虚张声势之嫌。二十岁时对生命感到厌烦，看起来像是被宠坏的孩子的奢侈品。尚·波朗的话语多么富有深意："我想活到死。"

在面对死亡时，哲学与宗教一样可以充当镇静剂。前者

---

〔1〕《墓畔回忆录》(*Mémoires d'outre-tombe*)，嘉尼埃－弗拉玛尼翁出版社，1982，第 359 页。

针对死亡发明了一系列遁词，其中古时出现的安慰之语促使许多杰作产生。[1]哲学如何应对死亡？提前直面厄运。当厄运真正袭来时能更好地应对、解除厄运。训练精神与意志以应对各种各样的痛苦与挫折，提前做好准备，以便当患难出现时不至于措手不及。[2]需要借助想象中的厄运为真实的厄运做准备，通过模拟死亡、疾病与拮据生活从而消除对它们的恐惧进而消除困厄。如何模拟？如长眠不醒，靠自来水与黑面包果腹，衣衫褴褛，穷困拮据地生活以免日后畏惧钱财散尽的惨状。马可·奥勒留曾说："让自己习惯于一切令你灰心丧气的事。"须充分想象出最糟的鲸鱼，以便在其突然降临时坦然面对。塞涅卡曾引用征服叙利亚的古罗马将军巴库维乌斯（Pacuvius）的事例，后者每日在葬礼般的宴席后都命人将自己埋葬，仿佛自己夜里就要死亡一样。他在宴会宾客的掌声中模仿死神的降临，这场自导自演的戏剧又成为他每日大吃大喝的借口。"这个男人怀着恶意做的事情，让你我怀着善心继续实践吧，在上床睡觉时，让我们心怀喜悦与幸福地说：'我活过，我走完了命运赐予我的一生。'若上天还能赐我们

---

[1] 如波爱修斯（Boèce）的著作《哲学的慰藉》（Consolation de Philosophie，是依据一位死刑犯人在狱中的日记，由 6 世纪一位拉丁语诗人写作而成），Rivages Poche 出版社，1989，马克·弗马罗利（Marc Fumaroli）作序。
[2] 如塞涅卡的《安慰集》（Consolations），Rivages Poche 出版社，1992。

来日，也请幸福地收下。"[1]

诚然，如此心理暗示有利于治疗失眠。提前预想可能出现的困境，以便在困境真正出现时不至被它出其不意地吞噬。无论你我多么睿智，面对如山倒的疾病始终会生出措手不及的慌乱感，经历过的苦难告诉我们死亡无可避免。斯多葛主义即唯意志论的宿命主义：如同要尊重世界的规律一般，必须快乐地接受最令人痛苦的考验。"不要奢求事事如意。只需期盼万事像其该发生的那样发生，如此便能幸福。"[2]由许多重大坎坷境遇构成的糟糕命运乃是阴谋：它让人相信由于我们已经提前想到了，因此厄运不会发生。提前焦虑是一种扭曲的乐观主义。2019 年法国社会中曾发生一次大讨论，一些社会活动的积极分子建议被选出的议员体验一下贫苦生活，以便能对社会边缘人士的疾苦感同身受。但对贫穷如此浅尝辄止的尝试不足以唤醒民智，只会使安逸富足更让人垂涎，让贫苦更令人憎恶。至于广受古代人推崇的疼痛体验或模拟贫穷，也不会为忍受真实存在的不幸带来任何助益。提前细致入微地预想即将到来的苦难从未能帮我们预防厄运的到来。悲痛并不会因提前做好准备而有分毫减少。一旦伤心之事来袭，我们一定会阵脚大乱、悲

---

[1] 塞涅卡，《给卢西里乌斯的信》，第 12 封信，出版信息见前。

[2] 爱比克泰德，《手册》（*Manuel*），嘉尼埃－弗拉玛尼翁出版社，1964，第 210 页。

愤难忍。

总有一天会死去，这件事将生命变成悲剧也变成热情：任何事情都有终了，这增加了你我细细品味生命的意愿。德国有句谚语：婴孩降生之时，对于实现"死亡"已经足够年老。相反，现代性对此问题的回应是：由于科技与医学的发展，生命的终点线被向后推进，死去的人总显得过于年轻，人总是死得心不甘情不愿。早在1886年，列夫·托尔斯泰在其短篇小说《伊万·伊里奇之死》中就已揭露死亡在其生活的年代是多么令人厌恶、气恼的事。[1] 西格蒙德·弗洛伊德也于1915年第一次世界大战期间记录了当时的社会不再接受死亡的自然属性，而将其归因为由疾病或感染引起的意外事件。死亡长久以来早已不再被视作"正常"。事情本可以换一种方式进行，我们本可以再苟延残喘一两年，但正是这件事让人无法忍受。身体或精神上失去活动力的老人在疗养院窝窝囊囊地活着的那些年比死亡更糟糕。让人无法自理的疾病，把您身上的人类属性删除，将您变成只会流哈喇子、咿咿呀呀的蔬菜，比让人从这

---

〔1〕 "他很清楚，走向死亡的过程是可怖的、骇人的，这一过程被所有人视作令人厌烦的事。（这好比一个人不舒服，当他走进客厅时我们在他面前走来走去。）"托尔斯泰（Tolstoï），《伊万·伊里奇之死》（*La Mort d'Ivan Ilitch*），法语版由弗朗索瓦丝·弗拉芒（Françoise Flamant）翻译，伽利玛出版社（口袋书版），1997，第129页。

个世界消失更残忍。正是这些疾病让人类恐惧。古代人的恐慌与焦虑是不够笃定的信徒想到将要接受无休无止的火刑的折磨；当代人的恐惧产生于医院的病床上，是人在众人充满怜悯的目光中眼见着自己的身体机能全方位减退却无法结束这无休无止的生命。

大人，请刀下留人

圣·奥古斯丁曾经写道：若在一场美妙的人生末尾出现，死亡便不是厄运，它是通往天堂的大门，是从罪孽中解脱。[1]但这种说法无法说服无宗教信仰的人，也无法缓解生命终了带给人的冲击。现实难道不是与此相反吗？对于你我来说，生命即最高价值，其他一切都从属于生命，死亡和痛苦都让人无法忍受。尽享生活、"充分品味每一天"后即可死得其所，事实真是如此吗？谁来判断你我是否"尽享生活"了，是否真的"尽"享了，到底谁说了算？还有另外一种振奋精神的说法：为战胜死亡，须保持他性（伊曼努尔·列维纳斯[2]）。这句话

---

〔1〕 圣·奥古斯丁，《上帝之城》（*La Cité de Dieu*），第1—11卷，门槛出版社，"要点"丛书，1994，第49页。

〔2〕 伊曼努尔·列维纳斯（Emmanuel Levinas，1906—1995），出生于立陶宛的法国哲学家、伦理学家。——译者注

看起来很美，但也是无效的，尤其当谈到我们爱的存在，即消失的、绝对的"他"。另一种说法是："死亡也无所谓，因为我们已经避免了从生命旁边经过的死亡。"〔1〕当然，从最重要的东西旁边经过很是可怕，但即便尽享生活也无法减轻生命的终点的残忍程度，即使是糟糕的一生也不愿意被删除。在某些人看来，死亡并非生命中的一个事件。伊壁鸠鲁曾说："对我们而言，死亡一无所是，因为当我们在世时，死亡无影无踪；当死亡到来时，我们已驾鹤而去。"〔2〕千年之后博须埃〔3〕在一次讲道中反驳道：死亡在我们呼吸的空气中，在我们享用的食物中，甚至"在我们为避免死亡而吞食的药物中"，因为死亡就存在于生命的源头里。〔4〕

事实是不论我们是否愿意，死亡都会突然造访，任何哲学、宗教，无论其怎样高雅，都无法遮掩自己对死亡的恐惧。

---

〔1〕　贝尔特朗·维尔热里（Bertrand Vergely），《论痛苦》（*La Souffrance*），伽利玛出版社，1997，第306页。以及"活过后的死亡不完全是死亡。因为活过的人仍然活着并将一直活下去，他曾经丰富多彩的生命让他存在，这种存在让他得以战胜死亡"。第260页。

〔2〕　《致美诺西斯的信》（*Lettre à Ménécée*）。

〔3〕　雅克-贝尼涅·博须埃（Jacques-Bénigne Bossuet，1627—1704），又译波舒哀、博絮埃。法国主教、神学家，以讲道及演说闻名，拥有"莫城之鹰"（L'Aigle de Meaux）的别名。他被认为是法国史上最伟大的演说家。——译者注

〔4〕　博须埃，《论死亡》（*Sermon sur la mort*），Le Seuil spiritualités 出版社，1997，第201页。

总有一天我们会撒手人寰，世间的盛宴没有我们也会继续。
"在迈过极致暗夜的门槛时，智者不过是个可怜的孤儿。"（弗
拉基米尔·扬科列维奇）以上高屋建瓴的诡辩之词会在死亡来
临的那一刻被一笔勾销，行将就木的人也会乞求死亡许他一个
缓刑的机会。等待死亡的时候，每一分钟都被延长，每一秒钟
都像铡刀刀刃一样锋利刺骨。求求您了，刽子手大人，求您
再等一下。谁不会变成乞求延长生命的乞丐呢？"总有一天，
一刻钟对我们来说比全宇宙的财富总和都更诱人、更令人向
往。"[1]（费纳隆[2]）

永恒即是当下

由于允许新的代际出生，死亡算得上是"开始"的守卫
者、多样性的维护者。对出生的开恩与默许也是死亡的宿命。
黑格尔露骨地说："孩子的出生就是父母的死亡。"我们身上是
否有可以永存的东西呢？首先，子女。柏拉图在《会饮篇》中

---

〔1〕 费纳隆，《祈祷之书及每日的神圣沉思》（*Livre de prières avec ses Réflexions saintes pour tous les jours du mois*），第 27 天。

〔2〕 弗朗索瓦·德·萨利尼亚克·德·拉莫特 - 费纳隆（François de Salignac de La Mothe-Fénelon），又译费奈隆。法国作家、教育家、18 世纪启蒙运动先驱之一。1693 年当选为法兰西语文学院院士。1695 年任康布雷地区大主教。——译者注

借狄欧蒂玛（Diotime）的嘴提过这件事，因为生育即用年轻的个体代替年老的个体，如此可以保证选择延续下去的种群永续。生育适量的子女是对持续繁盛的生命展现爱意的方式。一些打着保护星球的旗号被煽动起来的环境保护主义者鼓吹反对生育的政策，他们的做法无异于试图灭绝人类的有罪的虚无主义。生命爱其自身，它是自己存在的意义，它看着可以更新自己种群的少男少女，无比享受繁衍过程。即使对于宗教信徒来说，今生今世最重要的事情也首先是子孙后裔。所有使人类成长的要素，其生命也都有限：经历的友谊、爱情、与他人分享的爱好、共同参与的事业及慷慨的德行。

只有当生命丰富繁盛、同与之相关的绝对存在——即爱情、真理、正义——相遇时才变得值得一活。光荣只为少数英雄准备，神圣专属于遵守教规者；最谦卑普通的生命不可避免地与美、博爱与善良相遇。人的本质在于满足自己的野心，同时也在于挑战自己的极限，最大限度地参与各种冒险，至少体会一次"无限"的感觉。你我都既是一个点也是一座桥，既是最终总和也是人来人往的过道。这个不完整的总和总有一天会消失，变成记录里的一个痕迹、屏幕上的一个算法、墓碑上的一句铭文。当然也存在壮烈的死亡，如塞涅卡。他是尼禄的老师，却最终由尼禄下令命他自杀。他割断自己的静脉，为与权力勾结、阿谀奉承的事业赎罪。[1]正如米歇尔·塞荷[2]指出的那样，当代英雄比起古代英雄牺牲得更多，因为后者在二十五至三十岁时就已以任意可能的方式牺牲了。当代英雄的牺牲因会影响存在的遗产（且遗产量很可能非常大）而更加高尚。

与其去寻找一个极有可能不存在的天堂，为什么不将不朽看作能使你我在此生多次重生的能力呢？博须埃曾说："在我们身上有某些东西不死。"你我身上有种"神圣的光芒"，有一扇通往救赎的大门。[3]在博须埃看来，当跨过死亡的门槛时，灵魂应因最终走向真理而喜悦。对不可知论者而言，这团支撑我们站立的生命之火正是对救赎的肯定。他们坚信救赎并非发生在生命终了，而是在此时，于当下，在如散文诗般娓娓道来的日常中。永恒即我们生活的当下，除此之外，别无其他。

我去世固然可怕，但不如我爱的人从世上消失更加可怕，若他们不在了，我也不愿踽踽一人苟活于世。我的死是一件残忍的事，我爱的人的死是一种本体论灾难。随着时间的流淌，你我珍视之人挨个消失让世界上的人口数减少，也让幸存于世

————————

〔1〕 保罗·韦纳（Paul Veyne），《塞涅卡》（*Sénèque*），texto 出版社，2007，路易·耶尔法尼翁（Louis Jerphagnon）作序。

〔2〕 米歇尔·塞荷（Michel Serres，1930—2019），法国哲学家、作家、法兰西学院院士。——译者注

〔3〕 博须埃，《论死亡》，嘉尼埃 - 弗拉玛尼翁出版社，第 142—143 页。

的人成为空洞宇宙中的过时之人。歌德曾说："寿长意味着在很多人死后继续存活。"因此，只有自己可以许给自己一个短暂的永恒。我们爱得越浓、创造得越多便越接近不朽。须足够珍视生命才能接受它会在将来某天离我们而去，并将生命的喜悦传承给后代。

安慰的艺术

给正在受苦的人的安慰会分化成两种形式：礼节或疯狂的三段论。古罗马的哲学理论中充满这种既高雅又悲怆的理论。比如，鼓励正在遭受厄运的人向其命运低头，因为情况本可能会更糟糕。你失掉了一只手吗？想开点儿，原本可能是整条手臂都保不住了呢。你的一只眼睛感染了并且要摘除？你应该为另一只眼没被感染而庆幸。应该将损失变成收获，心里为最坏的情况做好准备，这样就会觉得自己很幸运。（难道这不是一场意外事故后我们毫发无伤或仅有几道浅浅的擦伤后的所思所想吗？）玛西亚眼见着自己的儿子丧命，塞涅卡向这位母亲解释，她应该庆幸自己能眼见着儿子在通往美德的道路上活了这么久。若他的儿子慢慢变老，他便有自甘堕落、锒铛入狱、惨遭流放甚至郁郁自杀的可能。[1]最终，由于"最大的幸运是未曾出生"，早逝的儿子应因自己年纪轻轻就能达到出世前的至高状态而幸福。"玛西亚，你应该因自己的庸俗短视而脸红，应因自己在亲朋好友的境遇向好的方向改善后还为他们哭泣感到羞愧。去世的人不过是去往广袤、自由的永恒之地了……"[2]

对痛苦的如此辩驳甚至可以发展成为冷漠：若对于我们每个人来说最大的痛苦是失去挚爱之人，对此事如同爱比克泰德一般的回应，着实透着罕见的粗暴，除非是在德行上已然超脱的人。在爱比克泰德看来："无论发生什么都不要说：'我失去了它。'而应说：'我将它归还了。'你的妻子去世，那是她被归还了。你的孩子去世，那是他被归还了。"最爱假装悲伤的人应该是那些殡仪馆的工作人员，他们几乎表现出了同情。然而，我们只想从他们那里获得一些服务。失恋、分手、破产、死亡、重疾

---

[1] 塞涅卡，《安慰集》，出版信息见前，第128—129页。
[2] 同上书，第135页。

都需要不同的建议与安慰之语。有些需要具体行动，另一些则需要更长时间的自省。西塞罗珍爱的女儿图利娅（Tullia）去世后，前者万念俱灰，只能在学习中寻找慰藉，他在挚友阿提库斯[1]家阅读"一切书籍，以消减丧女之悲痛"，最终写出《自我安慰》（*Une consolation à lui-même*），这算是一篇自愈之作，他勉励自己应驾驭自己的悲伤。[2]

然而，当我们面对痛失挚爱的悲伤或参加葬礼时，总会不禁说出些矫揉造作的话语，我们曾在其他葬礼上批判过由犹太教祭司、天主教神甫、伊斯兰教阿訇或其他伦理专家说出的同样的布道。"神赐予我们，神从我们手中收回。"宗教对于痛苦和死亡的粉饰系统无与伦比。借助宗教，某一社会群体可赋予其成员死亡以意义，同时让生者得以忍受失去至亲之痛。安慰朋友、亲人即引领他们在比自己更强大的力量面前屈服。随着时间的流逝，巨大的悲痛必须被削减成普通的悲痛，并被归于自然中的必要之物。"可以在某人身上发生的事可以发生在任意

---

〔1〕 阿提库斯（Titus Pomponius Atticus，前109—前32），古罗马贵族之一，西塞罗之友，著名学者、大藏书家，其作品已失传。——译者注
〔2〕 西塞罗，《论老年》，出版信息见前，第27页。

人身上"（普布里乌斯·西鲁斯[1]）。人们总是将个体特质的外延无限推衍至全人类。安慰朋友或亲人就应站在他们的立场上，努力让其接受不可抗拒的命运。同理，在他遭遇同样的打击时，他也希望别人如此对他。这种约定俗成的规则令人难以忍受却无可避免。在许多社会形态中，葬礼都被正式的规则限制，旨在通过集体疗愈打破无法改变任何事实的悲痛。个体情感需适应社会准则，后者会逐渐使个人的遗憾与悲伤消退。所有生物无可避免的利己主义即体现在从死者身上重新获得权力上。通常为帮助某人纾解悲伤仅需倾听，等待伤痛自行消散即可。安慰别人的最高技巧在于陪伴，待在他身边，用巨大的爱的光环包围他，直到他可以重新用自己的翅膀振翅高飞。

---

〔1〕普布里乌斯·西鲁斯（Publilius Syrus，前85—前43），古罗马拉丁文格言作家之一。曾作为奴隶被掠往罗马城，凭借自己的智慧和才能赢得主人的青睐，最终被释放。不久即开始文学创作，并闻名遐迩。他的作品现仅存残篇。——译者注

结语　爱、颂扬、支持

凌晨2点，一位四十六岁的男子在一位妙龄女郎的陪伴下在一间仍然营业的烟草店门口停车。他一下车，耳边便响起凶恶的呼喊，一群年轻人瞬间扑向他。他错在何处？他年过四十，如此行事是对人类的凌辱。"年龄即是原罪"是这群"伸张正义的暗夜大侠"的口号。他们的目标便是这群有不到三十岁的佳人陪伴在侧的糟老头儿。前文提到的可怜男子向他的伴侣示意赶紧开车逃走，他则在七八个壮汉的追赶下拔腿逃跑。这群年轻人的"头儿"——一位叫雷格拉的小伙子——想和他算笔账。而这位四十多岁身体依旧强健的男子确实在那天夜里让他们吃尽苦头。若他能坚持到黎明，他一定会获救，警察定会保护他。但雷格拉在最后时刻抓住了他并将他推入排水沟。追捕结束。但那位女郎却让这个施暴者筋疲力尽。当太阳升起，他一夜白头，满口牙齿也都脱落。他的随从都转而针对他，准备将他置于死地。[1]

---

〔1〕　迪诺·布扎蒂（Dino Buzzati），《海怪 K》（Le K），罗伯特·拉芳出版社，1967。

迪诺·布扎蒂的寓言着实精彩。总有一天后辈看我们会像我们看前辈一样：既轻蔑又同情。这就是人生教会我们的残忍一课：自食其果——你我都在变成我们曾经鄙视的人。

为了解、应对世界必须时刻通过友情、兴趣和对话让各代际缠绕交融，让各年龄层的人以各种可能的方式交流。每一代人都代表一种精神状态，被一些具体的历史事件标记。每一代人都可谓是一个完整的小社会，只有在与前后代际交往时才从自己的小天地中走出。五十岁后，我们中的每个人，不论男女，不论贫富，都会觉得一点一点以不同的速度走向旧日世界。不论我们怎样努力，都会担心脚下没根，踩空跌倒。若说长大的过程是获得认同的过程，那么衰老的过程即蹒跚前行的过程。"历尽千帆"并未让我成为"有产者"，反而使我的各种财富被剥夺。这么多年，我并未抓住流逝的时光，这些光阴以一种消极的方式叠加，最终从我的生命中被抹去。我无法像积累财富一样积累时间，相反，它们成了我的赤字。时光夺走了我的笃定，削减了我的决心。

童年时期从本质上说是"忘恩负义"的，它需要拼尽全力塑造自我。在人们感到有能力付出、贡献时，感恩之心才会到来。生命既是一项恩赐也是一笔欠款：它是上帝赐给我们的一份荒谬礼物，也是我们与亲朋好友建立的债务关系。总有一天，需报偿家人、朋友、亲属、故乡曾慷慨施与你我的善意。

人们不会以命抵债，但要认账，通过关怀后代为这份债务增添荣光。寿终之时正是这比债务一笔勾销之日，那一刻，你我都无法再付出也无法再向他人偿还什么。死去之后，我们都会变成生者的战利品。

我们早已被超过，就像我们终将被模仿。大家都是生命中平平无奇的过客。我们并非生命的所有者，它只是被短暂地借给我们使用而已。因此你我之于生命只有使用权而无产权。与大众想法相悖，随着年岁增加，人的义务不减反增。若想延长寿命，首先要承担起新的义务。自由并非释放权利而是累加权利，它不会减轻生命的负担，反而会使其增加。查尔斯·贝矶曾在 1912 年时说过："老年人有权享受尊重与休息。"在他生活的年代也许是这样的。但如今，万万不可！生命并非需要慢慢调养等待康复的疾病。无论多大，工作、学习、开启事业都是拯救生命的手段。

每种命运都是连接两个深渊的天桥。我们对于任何人来说都不是不可或缺的，你我总有一日会悄无声息地如尘埃般消失于宇宙中，但这也没什么好痛苦的。相反，应为此感到幸福。如前文中提到的那样，生命总是拥有诺言的结构。针对什么许下的诺言？并未明确。任何仙女都未曾在我们的摇篮边附身。唯一实现且永远无法被抹煞的诺言就是我们曾经生活过。此事足以令我们感恩戴德一辈子。

　　直到生命终了都应做无条件服从于当下的生物：赞颂世界的伟大和精彩。能够生存在这颗星球上已经是一个奇迹了，即便是一个备受威胁的奇迹。成熟即代表进行无休无止的赞赏练习；寻找各种机会赞颂动物、风景、艺术品或音乐的优雅。为与世间之丑斗争需在雄伟之物前谦卑地鞠躬，需重新找到必要的魅力。随着年龄增长，若有人丧失了幻想，则证明这些幻想不值得存在，只是些青少年时期天马行空的妄想或讨喜的乌托邦。与其咒骂匆匆流过的时间不如充满热情地赞颂它。

　　因此，应用超过自己生理、智力、情感能力范围以外的热情去生活，好像我们刚刚继承了一笔巨额财产，好像我们在七八十岁获得了额外的多年寿命，好像你我即使高龄仍处在黄金年龄。从孩提时代起，我们就学会一件事：生命是无价之宝。你我都是生命之旅中的中转生物，在伸手不见五指的小路上迷失，试图用理性与美的光芒照亮前路。只有当身处他人的包围时你我才是自由的，在兄弟、朋友、同事、亲属的包围中。对生命永远充满好奇，永不屈服。终有一天，我们会失掉自己的肉体，消失于人潮中，重新化为灰烬。即便如此又如何？我们从未只是超越我们的整体的部分或碎片。让我们庆幸于曾经活过，让我们庆幸于仍能享受这个世界的善意。

　　在生命既幸福又痛苦的暮色中，我们都在计算自己被赐予的幸运。为此，我们既幸福又受伤。我们的许多祈愿并未被听到；另一些我们从未许过的愿却实现了。你我经过无数噩梦，收获无数财富。生命真是既残忍又醉人，又丰富。

我们要承认得到的馈赠，每天早上都应该说的一个词语便是"感谢"。

没有任何事理所应当。

感谢生命这个毫无缘由的恩赐。

后　记

"会死的人的不朽"一章节选自 2014 年法国大使馆文化处在纽约的一次讲座，该讲座为奥纳西斯基金会（Fondation Onassis）在东海岸大学中组织的系列研讨会中的一项活动。

"生命中的'小阳春'"一节发表于 2018 年 11 月出版的《争鸣》杂志第 202 期。

对于重新开始、从头再来的主题，在《无辜的意图》（1995）一书中我曾做初步研究，之后，在《幸福书》（*L'Euphorie perpétuelle*, 2000）、《爱的悖论》（*Le Paradoxe amoureux*, 2009）及《梦中的婚礼失败了吗？》（*Le Mariage d'amour a-t-il échoué?*, 2010）中进一步钻研。本书中的多篇文章与上述书籍中的思考交相辉映。